沈黙の科学

10日間で人生が変わる

ヴィパッサナ瞑想法

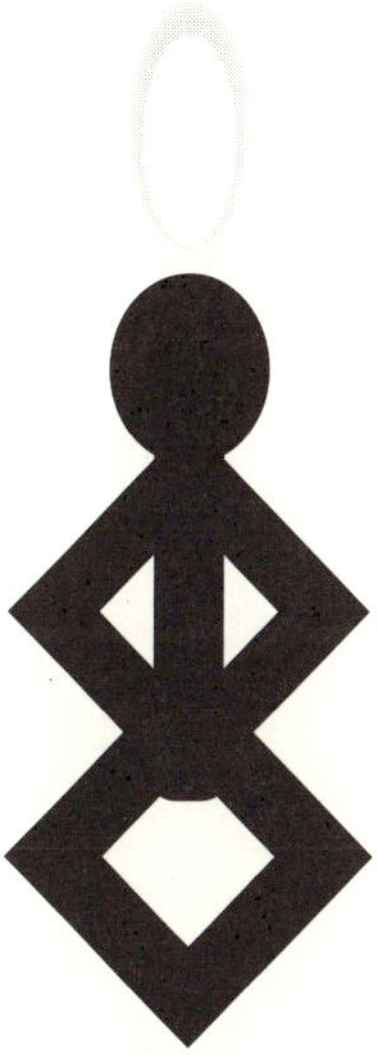

UPKAR
ウプカル 著

明窓出版

目　次

第2章　人生が変わる瞑想法の本質

第3章　人生が変わる瞑想法の実践

はじめに

瞑想・ヨガで人生が変わります。早い人は一瞬で変わります。

私たちは、自分が認知した世界で生きています。したがって、自分自身の認識の仕方が変わることにより、人生が劇的に変化していきます。そして、そのための素晴らしいツールのひとつが、本書で紹介する瞑想です。

「自分の人生は自分で作るのだ」と、今すぐに決心してください。

そうでなければ、他の誰かが作った人生をそうとは気づかずに生きることになってしまいます。

誰でも自分の思い通りの人生を歩むことができます。すべて、自分で決めることができます。あとは、あなた自身が決心するだけです。

私は、一般の人と比べると、少し変わっているのかもしれません。米国でＭＢＡ（経営学修士）を取得していながら、ビジネス一辺倒ではなく、それとは対照的な、ヨガに関する全米ヨガアライアンス・ヨガ講師の資格を取得しています。一方は物質社会を代表するようなもので、もう一方は物質社会とは相反する、どちらかというとスピリチュアルな世界を代表するようなものです。私は、目に見える世界と目に見えない世界、物質世界と精神世界、その両方を学んできたといえるかもしれません。

今どき、出家したお坊さんでも、真剣に悟りを得ようとしている人は少ないのかもしれません。私は悟りというものに興味があります。また、同じ人間として悟りを開いたお釈迦様、仏陀にも興味があります。私たちと同じたったひとりの人間が、悟るというすごいことを、自力でやってしまったことには驚くとともに興味が尽きません。

悟りと聞くと、なにかとんでもないことのように感じるかたが多いかもしれません。しかし、別の言い方をすれば、それは心と体を純化する、純粋にする、綺麗にするということです。さらに、最近よく耳にする言葉を使って言うと、デトックスです。悟りはどうも、と考える人でも、デトックスなら興味を持つというかたは多いのではないでしょうか。悟りは、言わば究極のデトックスなのです。私はどちらかというと、悟るということよりも、心と体を純粋にしたいという気持ちで、ヨガ・瞑想を実践しています。

悟りとは、遥かかなたにある、私たちとは関係の無いもののような感じがします。しかし、本書で紹介する瞑想訓練やヨガを続ければ、誰でも、悟りの入口へたどり着くことができます。それだけでも、素晴らしいことです。その時には、自分自身が本来進むべき道がわかり、本当に自由な気持ちになるでしょう。さらに、悟りそのものへ到達することも不可能ではないでしょう。ヨガ・瞑想というのは、誰もが簡単に実践でき、効果が出やすいものです。

実際に、悟りに至らなくても、その過程において、私たちの日常生活に素晴らしい効果があります。例えば、集中力が増し、仕事が効率的にできたり、体が軽く健康になったり、悩みがなくなったり、特に何もなくても毎日が楽しくなったりします。それを目指して訓練を続けていくことで、人生が変わり、本当の幸せを感じながら暮らしていくことができます。

悟りを目指すというのは、素晴らしいことだと思います。本来、私たちは皆、悟りを目指すべき存在なのではないでしょうか。実際の社会で私たちが目指しているところといえば、良い大学に入り、良い会社に入り、家を買って……といった、自分ではない誰か他の人、もしくは社会から与えられた目標のようです。そして、私たちは、なんの疑いもなく、誰かから与えられたものを目指して、がんばってしまっています。あなたが目指しているもの、目標としていることは、本当にあなたが進むべき方向、目指すべき目標なのでしょうか？　こんなに物質的に豊かになっているにもかかわらず、私たちは何か満足感が得られない。なぜでしょうか？　その理由が、この辺りにあると考えます。そろそろ真実に気づき、他の誰かのものではなく、自分が本来目指すべき道へと進んでいきましょう。

悟りを目指す人を菩薩といいます。ですから、日々それを目指すことにより、心と体を純粋にしようと取り組むことで、誰もがすでに菩薩なのです。もし、あなたがヨガをやっているなら、すでにあなたは菩薩だと言えるかもしれません。また、座禅などをすでに行っているなら、同様にあなたは菩薩だと言えるかもしれません。あとは、ヨガをやる時、また座禅をやる時にはっきりと、悟るのだ、心と体を純粋にするのだと意識すればよいのです。あなたも今日から、菩薩の仲間入りをしてはいかがでしょうか。そうすることで、真実に気づき、本来あなたが進むべき道が見えてくるでしょう。菩薩になり、人生を変えましょう。

ヨガは、日本でも多くの人がやるようになりました。しかし、日本で多く行われているヨガは、アーサナと呼ばれるポーズが中心で、ヨガというよりもヨガ・エクササイズといった感じです。本来のヨガでは、ポーズも大切ですが、それ以上に呼吸法（プラナヤマ）や瞑想（メディテーション）が重要です。人生を変える実践的方法は、呼吸法と瞑想にあります。

ヨガのアーサナ（ポーズ）、プラナヤマ（呼吸法）そしてメディテーション（瞑想）は、悟るための準備運動のようなものです。ヨガ（ポーズや呼吸法）をやることで、集中力が増し、瞑想を長時間、良い状態で行えるようになります。瞑想を長時間行うことができるようになると、少しずつ悟りへ近づいていくというわけです。ヨガは、一般的なエクササイズとはまったく違ったもので、言わば、悟りにいたるための技術ということができます。

本来のヨガは、サマディ（三昧）を目的としており、それは悟りとはまた違ったものですが、本書では、悟りと一般化して話しています。ヨガ・瞑想は、他の誰のためでもなく、自分自身で気づきを得て、本来の自分の目的を見つけ、人生を変えるための素晴らしいツールなのです。

本書の大きなテーマが、「人生が変わる」ということですが、すでに述べたようにヨガ、瞑想により私自身の人生も大きく変わりました。

皆さんは、人生が変わったと聞くとどのように感じられるでしょうか。例えば、結婚して人生が変わったという方もいらっしゃるでしょう。また、ある人との出会いが人生を変えたなどという話もよく聞きます。さらに、1冊の本との出会いによって人生が変わったというかたもいらっしゃるでしょう。

では、「人生が変わる」とはどういったことなのでしょうか。これは、外側の変化のことではありません。私が言いたいのは、あくまでも内面的なことです。そして、この内部からの自己変革というのは、皆さんが思っている以上にすごいことなのです。日常生活で、私たちが自分の内側を見つめることは皆無といってよいでしょう。なぜなら、現代社会では特にそうだと思いますが、様々な刺激にさらされ続けて生きているからです。内側ではなく、常に外を見て生活をしています。自分の内側を見つめようという気持ちさえ起こらないのが普通になってしまっているのではないでしょうか。また、自分の内側を見つめることの大切さにさえ気づいていないでしょう。

内面が変わるということは、心が変わると言い換えることができます。心が変わるということは、外部に対する私たちの反応が変わるということです。外部への反応が変わるということは、別の言葉で言えば、それへの見え方がまったく違ってくるということです。

今までは、ある出来事が起こったときに嫌だと感じていたことが、別になんとも思わなくなる。どうしても止めることができなかったことが、逆になぜそんなことを続けていたのかと疑問に感じるようになる。会社での人間関係に悩んでいたのが、まるで嘘のようにどうということなくなる。タバコをどうしても止められなかったのが、急に吸わなくても平気になる。

心が変わる、反応が変わることにより、様々な変化が起こってきます。結果として、人生が変わるといってもよい大きなものにつながっていくのです。外側には何もありません。私たちの内側にすべてがあります。人生を変える重要な鍵は、私たちの内側にあるのです。そして、ヨガや瞑想というのは、その内面を見つめるために、リアルで具体的な、すばらしい技術なのです。

ヴィパッサナ瞑想については、日本でも少しずつ認知されてきているようです。そして、同じ名前でも本書で紹介するものとは別のヴィパッサナ瞑想法があります。それは、アルボムッレ・スマナサーラというスリランカ初期仏教長老が紹介されているものです。共通する部分はありますが、大きな違いもあります。本書のヴィパッサナ瞑想は、すべて座ったまま行います。体を動かすことはありません。座禅を思い浮かべるとよいでしょう。
一方、他のものは歩く瞑想や立つ瞑想などがあります。動きに意識を向け、そこで起こっていることを確認していくのが特徴です。どちらがどうということではありません。皆さんが実際に体験し、感じてみてください。私はどちらも体験していますが、いずれも納得できる素晴らしいものです。

ここでひとつ注意点ですが、本書を読み、自分で瞑想やヨガを始めてみるというのも結構ですが、効果的に行うには、やはり専門の先生から習うことをお薦めしておきます。特に、瞑想というのは自分の心を手術するようなものなので、ゲーム感覚でやることはお止めください。

この本は、3つの章に分かれています。第1章では、実際に私がインドのデラドゥーンにて、10日間100時間のヴィパッサナ瞑想を体験した時のことを書いています。そして第2章では、ヴィパッサナ瞑想とはどういったものなのか、「The Art of Living: Vipassana Meditation as taught by S.N.Goenka」(William Hart　Vipassana Research Institute)を参考に、その全体像が理解できるように構成されています。ヴィパッサナ瞑想を理解するとともに、仏陀の教えそのものを学ぶことができます。それだけでも、生き方が変わってくるでしょう。

そして、最後の章では、私が実際に参加した瞑想訓練で毎日行われた〝ディスコース(Discourse)〟と呼ばれる、その日のヴィパッサナ瞑想法のまとめにあたる講話について、「The Discourse Summaries」(William Hart Vipassana Research Institute)を参考に書きました。いずれの章から読み始めていただいても結構です。ただ、ヴィパッサナ瞑想や仏教などについての入門者は、第1章の私の体験談から読みはじめたほうが、その後の章も理解しやすいと思います。

ヨガ・瞑想という素晴らしい実践法に出会ったことに、大いに感謝いたします。本書をとおして、少しでも多くの皆様が何かを感じ、何らかの気づきを得て、本当の自由への道を歩み始めていただければ、これほど嬉しいことはありません。

あなたの人生は、あなた自身が作っていきます。あなたは、自分が思うとおりの人生を歩むことができます。そしてそのために必要なものは、すべてあなた自身がすでに持っています。

序章　私の人生はこうして変わった！

大学卒業後、私は多くの皆さんと同じように会社で働き始めました。毎日、決まった時間に起き、出社し、仕事をこなし、そして退社する。休みの日には、映画を見に行ったり、ドライブに出かけたり、たまに旅行をしたり……。会社の同僚や仕事関係の人たちとの飲み会や接待、プライベートでは合コンなど。クリスマスには、なぜかそわそわし、キャンドルライトをまぶしく見つめ、正月には、これ以上食べられないくらいお餅をたらふく食べ……。一般の社会人が、普通に経験している人生をすごしてきました。

そんなありきたりで単調な日々のなか、「人間とは？」「人生とは？」「成功とは？」といった根源的な疑問を持ちはじめ、さらに悟りに興味を持つようになっていきました。社会人になった時、学生時代のような気軽な立場ではなくなり、親から完全に独立し、初めて社会という現実と真正面から対峙しました。今までに無い、苦悩、矛盾、虚しさなどを感じました。そして、自然に「このままでいいのか？」という疑問が湧きあがってきたのです。この時期から、私自身の人生への探求、そして長い旅が始まりました。

人間とは面白いもので、何か大きな壁、障害、問題などにぶち当たらないと、自分から考え始めることは無いようです。私自身も、学生から社会人という大きな変化の中での苦悩により、自分の人生というものを、初めて真剣に考え出したのです。もし、あなたが壁にぶち当たっており、何らかの問題を抱えているならば、それは大きなチャンスということです。自分が変わっていける素晴らしい機会です。逆に、何の疑問も無く、問題も無く暮らしているのなら、少し注意が必要かもしれません。

そして、現実への問題意識を持ち始めたものの、何年経っても解決策を見出せずにいました。日々の仕事、生活に流されていったと言ってもいいかもしれません。そんな中、数多くの本を読んだり、セミナーに出かけたりなど、人生の探求を続けていました。そして、とうとう意識が最高潮に達し、会社を辞めるという、私にとって人生で初めての大きな決断をくだしました。その時、将来に対する確実な見通しがあったわけではありません。しかし、このままではいけない、何かを変えなければという強い思いが私を行動へと駆り立てたのです。

今では当たり前になっていますが、私が会社を辞めた時というのは、まだ転職は一般的ではなく、会社を辞めるというのはサラリーマンにとって極めて重大な決断だったのです。その後、ビジネススクール（ＭＢＡ）への留学、外資系大手企業への転職、ベンチャー企業への再転職、そして独立・起業と、様々な経験を積んできました。私にとって会社を辞めてからの人生は、それまでのものとはまるっきり違ったものになりました。世の中はそれほど変わっていなかったでしょうが、環境の変化とともに、私の見方が大きく変わっていったのです。

人生を変えようと思えば、自分が変わるしかありません。他人や社会など、外側を変えることはできません。自分が変われば、自然にまわりが変わります。そして、人生が変わります。これは、私たち人間が、「五感をとおしての、認識による世界に生きている」ということが理解できれば納得できるでしょう。

退社後、様々な体験をするうちに、いよいよヨガ・瞑想に出会いました。この出会いは、私にとって人生をさらに大きく変化させるものでした。それまでが、外の世界での変化とすれば、ヨガ・瞑想との出会いによるものは、私自身の内側での変化といってよいものです。私たちにとって、環境変化による影響も大きいでしょうが、自身の内部の直接的な変化はそれ以上にパワフルなものです。

ヨガ・瞑想と出会い、その思想や実践的内容に魅了され、インドへ行って、本格的な訓練を受け、指導者の資格を取ることになりました。それは、私にとって今までの人生の流れ、MBA取得から転職によるキャリアアップ、そして起業といったものとは、まったく別次元のものだったような感じがします。しかし、私の内部においては、それらは密接に関連していたのです。

最初に会社を辞めるという一大決心をしたのち、私はそれまで見たことのなかった外の世界、米国でのMBA留学へと進路をとりました。そして、転職を2回経験し、徐々に外の世界から自身の内側の世界へ入っていったのです。私の仕事は、世界規模の大きな外資系企業から数十人というベンチャー企業へ、そして独立起業による個人の会社へと、規模がどんどん小さくなっていきました。

不思議なことに、規模が小さくなればなるほど、快適に仕事ができました。これは私自身の適性によるものだと思います。大きく有名な会社で働くことが、ステイタスのひとつであるかのような風潮がありますが、そんなことにこだわるのは何の意味もないことです。職場の変化とともに、私の意識の焦点が、さらに自身の内側へと向かっていきました。こうした流れのなかで、出会うべくして出会ったのが、ヨガであり瞑想です。

ヨガ・瞑想は、自分を見つめる究極の方法を示してくれます。それを実践することで、自分自身が変わっていきます。今までとはまったく違った見方を手にすることができます。また、本当の自分というものを理解し始め、それにより、回りの世界をも理解することができるようになります。

私はそれまでも、いろんな国々約20カ国を訪問したり、様々な人生経験をしてきましたが、ヨガ・瞑想による自身への気づきは、それらに勝るとも劣らないくらい、もしくはそれ以上に貴重なものでした。特に瞑想体験は、他のどんなものよりも崇高で強力なものでした。

お釈迦様は瞑想により、悟りを開かれました。様々な苦行を何年も行い、それでも得ることができなかったものを瞑想により獲得されたのです。ゴータマ・ブッダは現在のインド東部ビハール州のブッダガヤにある菩提樹の下で、ただ座り瞑想をし、悟りを開き、仏陀になりました。このことからも、瞑想がいかにすごいものかがお分かりいただけるのではないでしょうか。瞑想には私たち誰もが持つ、無限の可能性が秘められています。

米国MBAへの留学を機に、少しずつ人生が方向を変え始めました。留学後は、これも多くのMBA留学生がするように、外資系の大手企業に勤め始めました。報酬は大幅に増え、責任のある仕事に就くことができました。これは自分が希望してきたものです。しかし、それでもなぜか、私の心が落ち着くことはありませんでした。その後も転職をもう1度経験し、さらに起業するなど、私は人生という、わけのわからないものの中でもがき始めました。

私は何かを探し続けていたのでしょう。人生におけるしっかりした確実な何かを。比べようもありませんが、ゴータマ・ブッダが家族を捨て、すべてを捨てて旅に出たように。

私は、そのしっかりした確実なものを、ヨガ、そして本書で紹介する瞑想法に出会い、見つけることができたような気がします。それまでも、仏教などに興味があったので、様々な関連書を読んだりして、知識としてはある程度の蓄えがありました。しかし、知識として知っていたことを、ヨガ・瞑想を実践することにより、実体験として得ることができました。これは、信じられないくらい素晴らしいことです。ただ知っているだけでは大きな変化は望めません。実践することで、自分自身のものとなるのです。

りんごが、木になることを知っているということと、実際にりんごを食べた時の体験とは、比べようがありません。りんごはどんな味がするのか？　どんな香りがするのか？　りんごを手に持った時の感触は？　これらの体験により、私たちは生きていると実感することができます。実践、実際に行うこと、体験してみることの大切さを痛感しています。私は、ヨガ・瞑想を実践することにより、確実なものを確かに捉え始めたと感じました。

「悟りの前に、木を切り、水を運ぶ。悟りの後に、木を切り、水を運ぶ」という言葉があります。悟る前も、悟った後も、同じようなものを見て、同じような暮らしをする。この時、私は悟ったわけではありませんが、この言葉にあるように、見るもの、聞くものなど、今までと大して変わりなかったのでしょう。しかし、私の内部では天地がひっくり返るような、すごい変化が起こっていたのです。すでに私の人生はまったく違ったものになっていました。

ヨガは、今では一般的になってきましたが、瞑想と聞くとまだ何か堅苦しいように感じるかたが多いかもしれません。私自身がそうでした。ただ、実際やってみて、そして慣れてくると、その素晴らしさを実感するようになります。

私たちの周りには簡単に手にすることができ、楽しめるものがたくさんあります。テレビなどは、その象徴的なものでしょう。ただ、それらはいずれも、一時的に楽しむことができるだけで、私たち自身には何の変化も起こりません。それどころか、時間を無駄にするなど、悪影響を及ぼしていることさえあります。テレビを見ると、脳の活動は停止するようです。テレビを見るとバカになるとは、あながち嘘ではないようですね。

当たり前のことですが、一時的なものを手にしても、私たちの心が満足することはありません。現代の私たちは、一時的な楽しみを繰り返しながら、逆にそれが苦しみを作っており、しかし、それに気づかず、いつまでも満足できずに過ごしているようです。物質的に豊かになればなるほど、心の満足度が低くなっていくのは何とも皮肉な状況です。

一方で、ヨガ・瞑想というのは、続けていくのが困難なものです。しかし、うまく使えば、私たち自身を根本的に変えてくれるひとつの有益な道具になりえます。一時的な楽しみが必要でなくなります。なぜなら、ヨガ・瞑想を続けることにより、私たちが行っていること、楽しみが一時的なものであるという智慧を得ることができるからです。大切な気づきを実体験として得ることができるのです。ヨガ・瞑想によって人生が変わる理由がここにあります。一時的に楽しむものはたくさんあっても、人生を良い方向へ、幸せな方向へ変えてくれるものは、そんなに多くはありません。ヨガ・瞑想により、あなたの人生は確実に変わります。まわりに何が起ころうと関係なく、いつも気持ちよく、いつも落ち着いた心で、本来の道を歩んでいくことができます。

私は、これからもヨガ・瞑想を日々続けていきます。その先に何があるのかは関係ありません。ただ、背筋を伸ばし、じっと座る。それだけです。人生の目的？　夢や願望？　そんなものは関係ありません。ただじっと座るのです。そこには、すべてがあります！

第1章　10日100時間・究極の瞑想体験（インド・デラドゥーン）

Day0　いざ修行の場、アシュラムへ！

私はヨガのトレーニングのために、インドのリシケシという「ヨガのふるさと」、または「ヨガの聖地」と呼ばれているところに滞在していました（図表1参照）。リシケシは、インドの北部、デリーからは車で約6時間のところにあります。以前も同じようにこのリシケシに、ヨガトレーニングで訪れていました。その時、ある瞑想についての話をすこし耳にしていました。

日本へ帰国後、そんなことはまったく忘れていましたが、再度ヨガトレーニングにインド・リシケシに来ることになったのです。そして、今回、リシケシを訪れたことで、1年前に聞いていたその瞑想トレーニングの記憶が蘇ってきたようでした。こちらに来るまではまったく頭に無かった瞑想訓練、そう、ヴィパッサナ瞑想という、すごいものがあるという話についてです。

ヨガのトレーニングも終わりに近づき、その後どうしようかと考えていましたが、何故かヴィパッサナ瞑想のことが頭から離れず、コースについて調べ始めました。するとタイ

図表1．インド略図

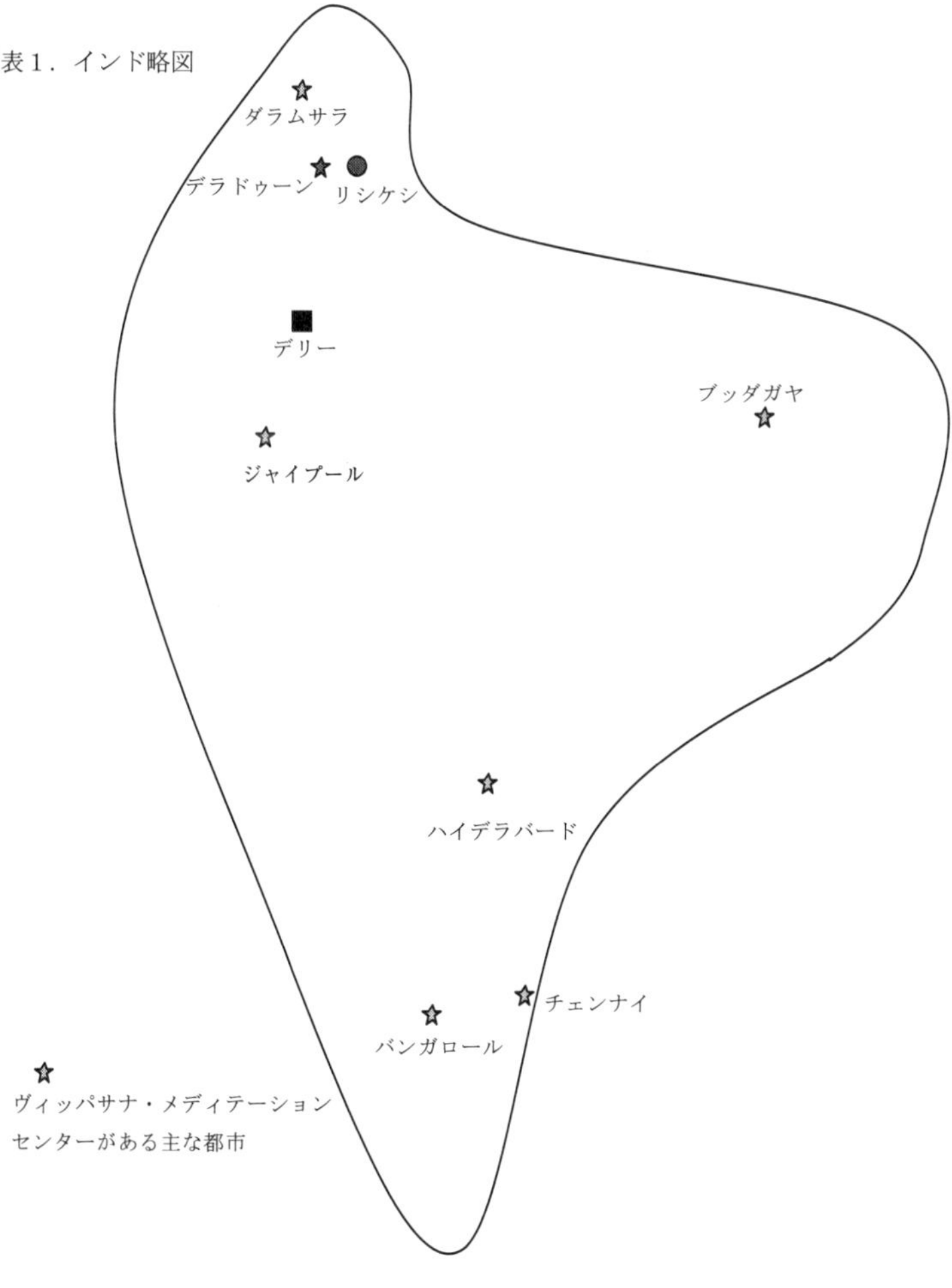
ダラムサラ
デラドゥーン
リシケシ
デリー
ブッダガヤ
ジャイプール
ハイデラバード
チェンナイ
バンガロール
ヴィッパサナ・メディテーション
センターがある主な都市

ミングよく、1週間後にリシケシから程近いデラドゥーンという場所で、10日間のコースが始まるというのです。あまり深く考えず、この流れに乗って、その瞑想のコースに参加してみることにしました。

しかし、10日間というのは知っていましたが、まさか合計で100時間も瞑想をすることになろうとは……。ただ、これまでの展開からすると、そういう方向へ自然に流れて行ったという感じがします。

ヴィパッサナ瞑想法は、日本ではまだメジャーではありませんが、最近少しずつ知られるようになってきたようです。ヴィパッサナといっても、スリランカ初期仏教の長老であるスマナサーラさんが紹介している瞑想法のほうが、より知名度が高いのではないでしょうか。私がインドで体験したものは、名前は同じでもまったく別の瞑想法です。

私自身、リシケシに滞在していた時に、初めてその名前を聞きました。しかし、欧米では日本よりも知っている人が多いように思います。というのも、ヨガトレーニングを一緒に受けていた欧米人の何人かにヴィパッサナ瞑想について聞くと、それを受けたことはないにしても、その存在については、ほとんどの人が知っていたからです。また、何人かは実際に体験しており、皆、すごくよかったと言っていました。その中のひとりは、その時のことを思い出したように目を輝かせて、すごく深い体験だったと教えてくれました。

若干の予備知識を持ちながら、その実態についてはよくわかっていなかった私は、ドキドキワクワクしながら、その瞑想トレーニングが行われるデラドゥーンのアシュラム（道場）への道を進み始めました。

リシケシからデラドゥーンへは、バスで、1時間30分ほどです。途中、山を上り下りしたので、デラドゥーンは、山をひとつはさんだ反対側にあるようです。バスが到着した後アシュラムへ向かうのですが、住所は知っていたものの、どう行っていいのかまったくわからなかったので、オートリクシャ（バイクに乗車用の部分がついた3輪のタクシーのようなもの）を利用することにしました。というのもバスを降りるとすぐにオートリクシャのおじさんたちが寄ってきて、どこに行くのだ、乗っていかないかと言ってきたからです。

これはインドではよくあることです。向こうから寄ってくる場合はほとんどが値段を吹っかけられるので、私はインドの現地の人と同じように、通常は流しのオートリクシャを利用するのですが、今回はそのアシュラムの方向さえまったくわからなかったことと、提示された金額（40ルピー）がリシケシでの相場から考えても、それほど高いとは思わなかったので、利用することにしました。結局、若干は上乗せされた金額だったようです。

20分ほど走り、ヴィパッサナ瞑想の事務所に到着しました。事務所といっても日本でいうようなビルの一室といった立派なものではなく、小さな倉庫に、机や椅子が並べられているだけというものです。でも、インドではこれが当たり前なのです。

事務所にはすでに5、6人の欧米人が来ていました。見たところ、アジア系はインド人以外では私ひとりのようです。他はアメリカ、オーストラリア、ヨーロッパ、南米などのかたばかりでした。事務所の人の話を聞くと、今回は20数名が参加するということでした。しばらくそこで待っているとオートリクシャがやってきたのでそれぞれ乗り込み、いよいよ10日間の集中瞑想訓練が行われるアシュラムへ向かったのです。

事務所からオートリクシャで30～40分ほどゆられながら、どんどん、どんどん、山の奥へ、奥へと進んでいきました。そして最後には、川沿いの舗装もされていない細い道を進んでいたのですが、突然道から川へと、道なき道を降りていくではありませんか。いったいどこへ行くのかと思っていると、川岸の何もないところに止まりました。「あれっ」と思い、辺りを見回してみましたが、やはり、まわりには何もありません。すると、以前ここで瞑想トレーニングを受けたことがあるインド人のひとりが、川の向こう側へ歩き始めました。彼はここだけではなく、別の場所でもこの瞑想トレーニングを何回か受けている常連のかたでした。今回はわざわざデリーからやってきたということです。

幸い、川には水がほとんど流れていなかったため簡単に渡れたのですが、どこへ行くのかとびっくりしました。そしてしばらく歩いていくと、草や木々で隠れるようにひっそりと、アシュラムがあったのです。こんなところにあるとは、ますますとんでもないところに来てしまったと思いました。

そのアシュラムは、山の裾野に広がっており、宿泊棟、瞑想を行う2つの建物、小さなホール、そして食堂と、こじんまりとまとまっていました。到着すると小さなホールで、書類に住所氏名などを書き込み、また10日間は定められた規則に従い、トレーニングを完了すると書かれた誓約書のようなものにサインをしました。この誓約書にサインするというのは、少し不思議な感じがするかもしれません。この瞑想トレーニングでは、途中でやめることが許されないのです。そのために、10日間必ず終了するまでがんばると誓いを立てるという意味のようです。

この10日間のヴィパッサナ瞑想トレーニングの素晴らしいところのひとつなのですが、すべて過去に受講した人などからの寄付により運営が成り立っているのです。これは、この瞑想トレーニングプログラムを設立したゴエンカという人の、瞑想トレーニングはすべてノンプロフィット（非営利）で行われるべきだという考えに基づいたものです。したがって基本的に、食事や宿泊なども含めすべて無料なのです。すべてが寄付により成り立っているので、参加するからには途中でやめないでくださいということかもしれません。したがって、参加者から寄付は受け付けていますが、１ルピーも払わず参加できるということです。

非常に厳しいスケジュールになっているので、正直途中でやめたくなります。ですから最初に、絶対に途中でリタイアしないと約束してもらうことで、なんとか最後まで終了できるようになっているのではないでしょうか。また、こんな山奥にアシュラムがある理由のひとつは、簡単に抜け出せないようにするためではと思ってしまいました。それだけ、隔離された場所にあるのです。

とはいっても、無理やりトレーニングをやらせようとしているのではなく、10日間すべてのプログラムを終えて初めて得られる素晴らしいものを、皆に享受してもらおうと考えてのことなのでしょう。その証拠に、すべてを終了した時の参加者たちは、皆が皆、素晴らしい笑顔でアシュラムを後にしていきました。あんなに早く抜け出したいと考えていたのが嘘のように、立ち去るのが惜しい気持ちさえするのです。

Ｄａｙ１　いよいよ10日100時間瞑想のスタート！

いよいよ今日から本格的な瞑想プログラムのスタートです。１日のスケジュールは以下のようなものでした。

4時	起床
4時30分 ～ 6時30分	瞑想
6時30分 ～ 7時	朝食
8時 ～ 9時	瞑想
9時 ～ 11時	瞑想
11時 ～ 11時30分	昼食
13時 ～ 14時10分	瞑想
14時30分 ～ 15時30分	瞑想
15時30分 ～ 17時	瞑想
17時 ～ 17時30分	ティータイム
18時 ～ 19時　瞑想	
19時 ～ 20時30分	ディスコース
20時30分 ～ 21時	瞑想

朝4時に起床してから夜9時30分に寝るまで、ぎっしりとスケジュールが組まれています。それも、ほとんどすべてが瞑想の時間に当てられているのです。1日の合計瞑想時間は10時間10分です。これに1時間30分のディスコースをいれると、1日に11時間40分も瞑想関連のトレーニングをするということになります。ひとつのことを、これだけ集中的にするトレーニングは他に類を見ないのではないでしょうか。

このスケジュールの中にあるディスコースとは、ビデオテープを見ながら、その日行った瞑想の復習をし、知識面からも瞑想を深めていこうとするものです。仏陀の話や、様々な具体的な例示により、難しい内容が理解しやすいようにできており、非常に興味深いものでした。これについては、第3章を参照してください。

初日は、なんとかこのスケジュールをすべてこなすことができました。

最初の印象は正直言って「とんでもないところに来てしまった！」「あ〜、俺はこの先どうなってしまうのだろう」といったものでした。表現は悪いですが、刑務所に入れられたかのような印象さえしていたのです。それほど、1日に10時間以上もの瞑想というのは辛いものでした。逃げるに逃げられないし、ほんと、この先どうなってしまうのでしょうか。

Day2　あ～、もう頭痛が……

2日目を迎えました。朝4時になると、どこからともなくボワヮーン、ボワヮーンという音が聞こえてきます。これは、「時間になりましたよ」という合図です。朝だけでなく、瞑想の時間などが始まる時にも聞こえてくるのです。そして、そのボワヮーンという音の後に、今度はチャリンチャリンという鐘が鳴らされます。これは、「もうすぐ始まりますから急いでくださいよ」という合図です。この2つの音は今でも忘れられません。あ～、また瞑想か……。ため息が出そうになります。

コースが始まると、アシュラムでは完全な沈黙が要求されます。したがって、スタートの合図などもすべて言葉ではなく、こうした音が使われます。沈黙については、私はそれほど苦にはならなかったのですが、欧米のかたにとっては厳しいものだったのかもしれません。なぜなら、彼らは沈黙の時間がスタートするまでは、本当に瞑想訓練に来たのかと疑うくらい、何かのアトラクションにでも参加するような感じで、とめどなく話し続けていたからです。中には、ほんとにアトラクション気分の人もいたかもしれません。

2日目の早朝の瞑想が終わると、早くも頭痛がしてきました。そんなに激しいものではなかったのですがなかなか消えてくれません。結局、3日目の朝までそれは続きました。ディスコースでも説明されましたが、このトレーニングを開始すると、体に何らかの変調をきたすというのはよくあることのようです。やはり、1日に10時間以上も瞑想をするというのは、体にとってもある種、限界に近いところへ追いやられる感じになるのでしょう。私の場合も、長時間にわたる瞑想のため体がびっくりし、頭痛という形で現れたようです。説明にあったとおりこれは一時的なもので、2日間の瞑想で体が慣れてくると、3日目が終わるころには頭痛もすっかり無くなっていきました。

ただ、最初頭痛がしてきた時はそんなことは知らないので、この後どうなるのかと不安で逃げ出したい気持ちでした。しかし、実際にそうすることもできない状況なので「なるようになれ」といった、ある種達観した気持ちでその日を終えました。それがかえって良かったのか、頭痛も比較的早く解消してくれました。ほっと一安心です。

Day3　続かない集中力と苦痛との戦い

瞑想トレーニングも3日目を迎えました。1回に1時間、長い時は休憩なしで2時間もの瞑想は、3日目になってもなかなか馴染めるものではありませんでした。どうしても苦痛を感じてしまい、集中できない状態です。特に2時間の瞑想では、いつになったら終わるのだろうと、集中どころか心があちこち動いてしまいます。ついには、実際はもう2時間以上たっているのに、終わりを知らせるベルが故障でもしているのではないか、とまで考えはじめてしまう始末です。今から考えると、こんな自分に恥ずかしささえ感じてしまいます。しかし、こういった感情、疑いの気持ちがでてくるのは私だけではなく、誰もが経験することのようです。瞑想訓練のひとつの通過点なのです。

人の心というのは本当に自分勝手なものです。苦しくなると、周りのせいにしてしまいがちです。一方、楽であれば、何の疑問も持たずそれに身を任せ、浸ってしまいます。

瞑想を続けていくうちに、こういった自分自身の身勝手な心の動きについて、実際の体験として理解することができるようになります。普段はほとんど意識したことがなかったのですが、本当に心というのはとんでもないものだと、このころから少しずつわかっていきました。

ヴィパッサナ瞑想では、自分で体験することに大きな重点が置かれています。これは、いくら読書などによって知識を得ても、実際に自分自身で体験しなければ本当の意味でそれを理解したことにはならず、生かすことができないという考えがあるからです。したがって、実際に色々な体験ができるようにプログラムが構成されています。

皆さんも思い当たる節があるのではないでしょうか。例えば、世の中には数え切れないくらい多くの有益な書籍が出版されています。書店へ行けば誰でも簡単にそれらを買うことができます。実際に１００万部以上売れている書籍もあります。しかし、どれだけの人が、それらの内容を自分のものとしているのでしょうか。

もし、書籍を読んで知識を得ることにより、すぐによい効果が得られるのであれば、これほど簡単なことはありません。しかし、現実はまったくそうではないようです。本などを読むことで知識は得られますが、それらの知識を実際に生かすとなれば、これは非常に難しいもののようです。私自身読書は大好きで、日々、何冊か並行して必ず読んでいます。それでも、それらから何を得て、何を実践し、自分がどう良い方向へ変化したかと考えると、疑問が残ります。読書自体を否定しているのではありません。1冊の本との出会いにより、人生が変わるかたもいるでしょう。ただ、知識はあくまで知識だということです。実際に体験することに比べれば小さなことなのでしょう。

今回のヴィパッサナ瞑想では、大きく分けて2つの瞑想法が教えられます。最初の3日間でひとつ目を、そして4日目からもうひとつの別の瞑想法を実践していきます。最初の瞑想法は、アナパナと呼ばれているものです。これは、呼吸に意識を集中する瞑想法です。もう少し細かく言うと、自然な呼吸の中で、吸う息と吐く息が鼻の内側を通っていく時の感覚だけに意識を集中するという方法です。

空気が鼻の穴から入ってくる時、若干冷たい感覚が鼻の中に広がります。一方で空気が鼻の中から外へ出て行く時は、鼻の中と空気の温度差が少ないので、その感覚がつかみにくいかもしれません。また、片方の鼻が詰まっているなら、感覚としてはもう片方の鼻のみで感じることになります。

日本では皆さんご存知のとおり、座禅というものがあります。座禅でも呼吸に意識を集中することを教えられます。しかし、アナパナとは違って感覚ではなく、呼吸を数えることに意識を集中するように指導されます。私は、座禅を何回も経験しています。これは人によって違うのでしょうが、呼吸を数えることではなかなか集中することができません。

今回、アナパナ瞑想を経験してみて、こちらのほうが自分には合うなと感じました。鼻の中の感覚というのは非常に微妙なものなので、とても集中力が必要です。その微妙な感覚をなんとか捉えようとして、そこに集中力が生まれてくるのです。雑念が入る余地が少なく、自然に集中できるといった感じです。

一方で、呼吸を数えるというのは、比較的簡単なものであり、それほど集中力は必要ではありません。これは私だけかもしれませんが、数えているうちに退屈になり、別のことが頭をよぎってしまいます。結果としてなかなか集中が続きません。

アナパナの方が、実際に行うのは難しいでしょう。ただ、アナパナ瞑想に慣れてくれば集中力がぐっと増すと思います。集中力が増せば、その後はやりやすくなります。これは私の経験からの話ですので、皆様も両方のやり方を試してみて、自分のやりやすいほうを選ばれたら良いでしょう。

1点つけ加えておくと、ヴィパッサナ瞑想では、他の瞑想法とミックスさせて行うことは良くないとしています。他の瞑想法を否定しているわけではなく、ヴィパッサナ瞑想をやるのであれば、すべてそのやり方にしたがうべきだというのです。これは、この瞑想によって素晴らしい成果を得た、多くの経験者たちの実体験に基づく教えのようです。

他の瞑想法でも、良いものは取り入れて好きなようにすれば良さそうなものですが、他と混合して自分なりのやり方でやると効果が得にくいようです。ひとつの例として、井戸水を採掘する時、1箇所を1メートルほど掘り起こすとそこで止め、また別のところを掘り起こす、そしてまた別のところと。こういったやり方では、何箇所掘っても井戸の水源にたどり着くことは難しいでしょう。私たちの生活においてもこういったケースが時々あります。ひとつのことを始めても続かず、また別のものに手を出す。これでは、何の成果も得られないのは当たり前です。いわゆる3日坊主というやつですね。ひとつの方法を、指導に従って根気よくやり続ける。これがヴィパッサナ瞑想に限らず大切なのでしょう。

Ｄａｙ４　いよいよ本格的瞑想へ！

瞑想トレーニングも4日目になりました。3日間を終え、スケジュールには何とか慣れてきました。朝4時に起きること、夜9時30分には寝ること、さらに夕食は無く、午後5時に軽い食事があるだけなど、これまでの生活とはまったく違ったものですが、ようやく対応できてきました。

最初の3日間では、アナパナ瞑想と呼ばれる呼吸に集中する瞑想法を実践してきました。そして、4日目にはヴィパッサナ瞑想法が教えられます。アナパナ瞑想は、ヴィパッサナ瞑想とは別のものですが2つの瞑想法の関連性についてお話しします。ヴィパッサナ瞑想を行う時には、集中力があり、心が落ちついていることが必須です。そういう状態に無い時には、いきなりヴィパッサナ瞑想を始めてもうまくいきません。ですから、まずはアナパナ瞑想を行い、心を落ち着かせてからヴィパッサナ瞑想へ移るという流れで進めていきます。

アナパナ瞑想はヴィパッサナ瞑想への準備段階と考えればよいでしょう。また、瞑想する時間が短い場合は、ヴィパッサナ瞑想を行うのではなく、比較的簡単にできるアナパナ瞑想により、集中力を高める訓練のみを行うのが良いようです。

ヴィッパサナ瞑想についてですが、この日まず教えられたのが、意識をいろんな部分に集中させていくことです。頭のてっぺんから足の指先まで、体のあらゆる部分に上から順番で意識を集中させていくのです。具体的には、まずは頭頂部に意識を集中させます。そして、そこの感覚を感じていくのです。集中力を研ぎ澄まし、頭頂部の感覚だけを感じとるのです。

その時、もしかしたら何も感じないかもしれません。そんな時は、1分間ほどそこにとどまっていることを教えられました。例えば、額に意識を集中させて、感覚を感じようとしても何も感じない時は、そのまましばらく待ちます。その時大切なのは、何の感情もはさまないことです。「何にも感じないことは何か悪いことに違いない」などと余計な気持ちをおこさないことです。ニュートラルでいなければなりません。客観的に、その部分をただ観察することが非常に重要なのです。

何も感じない部分に少しとどまり、観察を続けていると次第に何らかの感覚が生じるかもしれません。また、引き続き何にも感じないかもしれません。いずれにしても、1分間とどまった後は、別の部位に移って行きます。そして、同じようにその部分の感覚を感じようとしていきます。

痛みやかゆみなどを感じることがあるかもしれません。そんな時には、やはりその部位にとどまり、客観的にその感覚、痛みやかゆみを観察します。この時も、必要のない感情を起こさないように注意します。それらをただ観察するだけです。そうすると、その痛みやかゆみなどが変化し、また消えていくかもしれません。また、まったく変化しないかもしれません。

この場合も、それはそれで何の感情も起こすことなく、しばらくしたら、次の部位に移っていきます。「痛みや痒みが消えなかったので、残念だ」などと思う必要はまったくありません。ただ観察し、次に進み、また観察をする、何の反応もせず、このプロセスを繰り返していきます。頭のてっぺんから、足のつま先まで、上から下へ順番に、ただ繰り返し体の各部位の感覚を観察していく、これが4日目に教えられたヴィパッサナ瞑想法の最初の段階でした。

ヴィパッサナ瞑想は座って行いますが、その座り方に決まりはありません。2時間という長時間の瞑想を行いますので、できるだけ楽で、自分が集中できる座り方を見つけて、各自好きなように座っています。ただ、できるのであれば座禅でやるように、両足をしっかり組む、結跏趺坐《けっかふざ》が安定し背筋が伸びやすいので一番良いと思います。

〈瞑想体験コラム①：本当の快適さとは？〉

今回私が体験した瞑想トレーニングでの環境は、日本の生活と比べると決して快適とはいえません。部屋といえば6畳ほどの大きさで、小さなベッドが2つあるだけです。そこを二人で使うのです。洗面など、すべて共用になっています。もちろんコンビニのような便利なものは無く、食べるものもすべて、提供されたものをただいただくといった感じです。

日本ではここと比べるとかなり快適な生活をしていますが、本当にそれは快適なのでしょうか。暑くなればクーラーがあり、寒くなればヒーターがあり、居心地が悪ければ、新しいソファを買ったり新しいベッドを買ったりなど、いくらでも快適にできてしまいます。

けれども快適さを求めるという行為は、人間の体の機能というものをまったく無視しています。私たちの体というのは、非常に素晴らしいものです。暑くなれば体が自然にそれに対応してくれます。寒くなれば、また体が自然にそれに対応してくれます。居心地が悪くても、体が自然に慣れてくれるのです。こうした当たり前のことをないがしろにし、私たちは快適に過ごそうとして逆に体の機能を損ない、病気というかたちで大きな不快を味わうことになってしまうのかもしれません。こうして考えると、私たちの物質社会の豊かさは、良いものなのかそうでないのかわからなくなってしまいます。

さらに、快適と感じているのはエゴ（自我）の感覚だけで、体は快適ではないのでしょう。暑くなってクーラーをつけることにより、その感覚は喜びます、「あー涼しくなった」と。しかし、体はクーラーで冷やされることにより、あらゆるところの機能が鈍ってしまい、決して快適とはいえません。体の側からすれば、「少しくらい暑くても対応できるから、クーラーはやめてっ！」と叫んでいるのかもしれません。

しかし、私たちが注意を払っているのは体ではなく、感覚が気持ち良いか、そうでないかだけのようです。健康ブームと言われて久しいですが、簡単に手に入る健康を求めているだけで、本当に健康になる努力はしていないようです。

私たちは、感覚が気持ちよくなるように、また不快になるのを避けるように行動をします。これは、一見当たり前のようです。しかし、これが実は大きな間違いのもとなのです。

感覚というのは、ヴィパッサナ瞑想のキーワードのひとつです。今後、度々出てきます。そして、この本を読み進んでいくうちになぜ感覚を快適にして不快を避けるような行動が間違っているのかが、少しずつ理解していただけるでしょう。これがわかるまでは、私たちは無意識のうちに感覚の奴隷になってしまっており、本当に自由な行動をしているとは言えません。

でも、心配は要りません。瞑想により、感覚を客観的にとらえることができるようになれば、自分でそれをコントロールできるようになります。そうすれば、人生は変わります。自分の思いどおりになるのです。

Day5　瞑想者の仲間入り?!

10日間のコースの折り返し地点まで、ようやくたどり着きました。ここまで来ると、なんとか最後までやっていけるという気持ちになってきます。ただ、まだまだ長時間の瞑想には慣れず、苦痛と戦わなければなりません。もちろん、少しくらい動いても誰からも文句を言われることはありませんが、皆で瞑想を行っていると、できるだけ動かないようにがんばろうと思うのです。これは、ひとりではなく仲間で集まり一緒に瞑想をやることのメリットのひとつです。

長時間の瞑想には、なかなか適応できないものの、比較的集中力が続き1時間から2時間、一度も動かずに過ごすことができるようになりました。私の場合は、時間帯によってその差が顕著に現れました。まず、朝起きた後すぐに行う4時30分から6時30分の2時間の瞑想ですが、寝起きという状況が良いのか、比較的すんなりと集中でき、もしかしたら半分寝ているのかもしれませんが、2時間という時間が苦にならなくなりました。

さらに、昼食前に行われる9時から11時の2時間の瞑想で、途中、指導者のかたに呼ばれ、個別にその時点での瞑想の状況を相談したり、その先についての指導を受けたりすることができます。それにしたがって瞑想をしていると、不思議とよく集中できました。

昼食後ですが、これからが私にとってはもっとも厳しい時間帯です。なかなか集中できません。その理由として、昼食でお腹がいっぱいになってしまうこと、そして暑さで集中できないことがあげられます。夕方になると、涼しくなってくるせいもあり、一転して集中力が増し、いい状態で瞑想に取り組むことができるようになります。

最後に夜の瞑想ですが、1日の疲れのためか動かずにじっと集中することが、また困難になってきます。以上のように、1日10時間の瞑想ですが、その時間帯や状況により集中できたりできなかったりと、いろんな状態を経験しました。特に、食事というのは瞑想にはとても重要であると認識しました。お腹がいっぱいだと、瞑想への集中が非常に難しくなります。お腹がすいているくらいの方が、瞑想にはちょうどよいと痛感しました。

〈瞑想体験コラム②：アシュラムでの食事と瞑想〉

アシュラムでの食事について少し触れておきます。各自が食器をとり、並べられたものを自分で取っていくバイキング形式です。バイキングといっても、いろんな種類があるわけではなく、自分で1品ずつ好きなだけとっていくというだけです。食事が終了すれば、使った食器を自ら洗い、台の上においておきます。もちろん食事中も沈黙を守らなければなりません。

朝食は、毎日違っていましたが、基本的にはバナナなどの果物、パン類（ラスクのような砂糖味のカリカリのパンがよく出てきて、とてもおいしかった）、おかゆのようなものが1品、そして、ホットミルクもしくはチャイ（ミルクティー）です。

昼食は、ライス、野菜のおかず、チャパティ、ダールとよばれる汁物（豆のものがよく出された）、さらに香辛料がきいたトマトなどの野菜スープ、そして黒砂糖だと思うのですが、黒っぽくて甘い物のかたまりが出されました。そして、夕方5時にはティータイムがあり、ホットミルク、もしくはチャイ、バナナとおかゆのようなものをいただきました。基本的におかわりは自由ですが、瞑想に支障が出ない程度、満腹にはならないように、腹4分の3程度でとどめるように指導されました。

いずれの食事もすごくおいしかったです。欧米人のかたが多く参加するためか、インドでは珍しいパンなども出されました。さらに、食事も毎回違っており、楽しむことができました。インドの食事は、どこでも大体カレーベースのベジタリアン料理になりますが、一般のレストランで食べるより、このアシュラムの料理の方がおいしかったくらいです。

厳しいトレーニングなので、食事くらいはおいしくしなければ、続けることが難しいという配慮ではないかと思います。私自身も、食事のおいしさを楽しみに日々過ごしてきたといっても過言ではありません。そうでなければ、とっくに逃げ出していたかもしれません。

最初のうちは疲れなどから、また、食事は唯一の楽しみなのでお腹いっぱい食べていましたが、その後の瞑想に集中できませんでした。そこで、指導されたとおり、食事の量を制限し始めました。すると瞑想がやりやすくなり、また不思議なことに、お腹いっぱい食べなくても満足できるようになりました。

〈瞑想体験コラム③：瞑想で食を考える〉

日本に住んでいると、好きなだけいろんなものを、いくらでも食べることができます。特に都心部では外に出れば24時間営業のコンビニがいたるところにあり、ちょっと小腹がすいたなどと理由を作っては、食べ物を買いに行きます。

瞑想をすると理解できてくるのですが、食欲というものは非常に感覚的であり、いい加減なものだとわかります。また、おいしいということも、いい加減で実態のないものだと理解できます。例えば1日中何も食べていなければ、何を食べてもおいしいと感じるでしょう。一方で、毎日高級レストランで食事をし、お腹がいっぱいになりもう食べられない、というような時には、何を食べてもおいしいとは思わないでしょう。すべては、感覚的なものなのです。

瞑想により智慧がわいてくると、いろんなことが正しく理解できるようになります。現実的にものを考えることができるようになります。食欲についても現実的に考えれば、少々お腹がすいていても、少々食事がおいしいと感じなくても、私たちが生きていく上で何の問題もありません。

お腹がすいていることは悪いことではなく、逆に良いことだと考えることもできます。お腹がすいているということは、胃の中に食べ物がなくなっている状態です。したがって、食べ物を消化するためのエネルギーを使う必要がなく、それを別のこと、例えば、痛んだ細胞を修復、または再生することであったり、ばい菌を排出することであったり、他の部分でそのエネルギーを使うことができます。

消化するというのは、すごくエネルギーが必要なことです。したがって、消化しないでよい状態というのは、体にとって非常に快適な状態と考えることができます。病気をした時は、食欲がなくなります。これは、病気を治すためにエネルギーが必要なので、自然に体が食欲を抑えているということでしょう。このことからも、少しくらいお腹がすいているほうが、体にとっては良いのだと考えることができます。

食欲の波に流されず、それをコントロールすることで食事がより素晴らしいものになっていきます。さらに、健康で生き生きとしてくるのですから、こんなに良いことはありません。私たちは智慧がないため、食欲に流されてしまっているのです。瞑想やヨガにより智慧を得て、食生活も改善することができます。

Ｄａｙ６　ヴィパッサナ瞑想への理解

10日間の瞑想も半分が終了しました。このプログラムでは、瞑想以外の部分でも非常に興味深い体験ができます。例えば、一切話してはいけない、沈黙を守らなければならないということです。瞑想中はもちろんのこと、食事中や、歩いている時など、瞑想以外の時間でも、沈黙を守らなければなりません。この沈黙の日々を体験すると、普段の生活がいかに騒がしいかが理解できます。

このプログラムの中で、何度も繰り返し言われることがあります。それは、実際に体験するということです。そこに、非常に大きな価値を置いています。私も体験することによって、多くを学ぶことができました。瞑想で得られることもそうですが、アシュラムの中で、様々な制限を受けながら生活することによっても、いろんな気づき、学びが得られました。非常にすぐれたプログラムでありながら、この瞑想法についての出版物があまり多くないのは、実際に参加し、体験してもらうためなのでしょうか。

3日間はアナパナ瞑想を行い、4日目からはヴィパッサナの瞑想に入り、その後は、毎日スケジュールどおりに進むだけでこれといって大きな変化はありませんでした。ただ、毎日少しずつですが、ヴィパッサナ瞑想の段階が進んでいきました。

例えば、4日目のところですでに説明をしましたが、最初は、頭のてっぺんから足のつま先まで、上から下へ感覚を観察していくことを行ってきました。そして、その次の段階としては、足のつま先から頭頂部まで、逆の方向で体の各部位を観察していくことを学びました。そしてさらに、上から下へ、続けて下から上へと感覚の観察を行い、繰り返していくというのが付け加えられました。

実際に、頭頂部から足のつま先、つま先から頭頂部へと意識を動かしていくと、私の場合ですが、顔、手、足などは比較的容易に感覚を感じることができましたが、他の部分、特に背中や胸、お腹といった胴体の部分については、知覚することが難しかったです。しかし、こういった体の各部分での感覚の違いを気にしてはいけないようです。どのような感覚が起ころうと、ただそれを観察するだけ、それが一番大切なことなのです。

〈瞑想体験コラム④：完全なる孤独〉

この瞑想トレーニング期間中、私はオーストラリアから来た男性と、ひとつの部屋を共有していました。しかし、その彼とは最初に会った時から一言も挨拶することもなく、また目さえ合わせないようにしていたのです。

これは、このプログラムで守らなければならないことです。お互いひとつの部屋で一緒に生活しながらも、あたかも相手がいないかのように過ごさなければいけません。慣れればどうということはないですが、非常に不思議な感じでした。

またルームメイトだけでなく、アシュラムのスタッフやトレーニングに参加している人たちとも、もちろん話すことはできないですし、目を合わせることさえも避けながら過ごします。さらに、休憩時間などに本を読んだり、何かを書いたりすることも禁止されています。といっても自由時間は疲れて横になって寝ているだけでしたが。まさしく10日間がそのまま、自分自身を見つめなおす、自分との対話の時間になっています。私の人生の中で、こんなに面白く、不思議で、これだけ沈黙を続け、自己を見つめる時間は今までに無かったし、今後も無いのではないかと思います。

〈瞑想体験コラム⑤：完全なる男女別々〉

今回の瞑想の参加者は、男女同数ぐらいでした。そして、面白いことに男性と女性はなるべく接触しないように、食事の場所から宿泊施設まですべてが完全に分離されています。

このアシュラムでは、入口から左側に男性の、そして右側に女性の食堂と宿泊スペースが設けられています。瞑想する建物は一緒なのですが、その真ん中が布で仕切られており、男性は左側に女性は右側に座って瞑想をおこないます。

さらに、その建物への入口は2つあり、男性は男性専用の入口から、女性は女性専用の入口から入るのです。その建物は、男性用と女性用の居住スペースのちょうど真ん中にあるといった具合です。完全に男女が分離されていました。同じアシュラムにいながら、女性の参加者たちと一緒に何かをやることはなく、また、同じ瞑想訓練を受けているという感じさえしませんでした。

Day7　自分自身への問いかけと無常体験

とうとう7日目まで来ました。ここまで来るとゴールはもうすぐといった感じです。10日目には沈黙の時間が終了し、また瞑想の時間も5時間ほどになるので、実質、残り3日間です。

7日目になるとひとつの変化があります。その時まではメディテーション・ホールと呼ばれている場所で、集団で瞑想をしていました。しかし、1日に1度か2度、別の建物へ行き、個人で瞑想をする特別な小部屋を使うことができるようになるのです。

その建物は、外から見ると寺院のような形をしています。中に入ると、たくさんの小部屋に分かれています。おそらく、全部で50~60室くらいの部屋があるのではないでしょうか。ひとつの部屋の大きさは、1畳くらいで、天井に1つだけ光が入る丸い窓があります。それ以外は完全に閉ざされた世界です。私は閉所恐怖症ではないですが、最初その部屋に入った時は少し圧迫感を覚えました。それでも、そこで瞑想すると、集団の時よりも集中力が高まるのを感じました。まさに、瞑想をするための部屋なのです。

6日間の瞑想トレーニングを終え、私自身、何らかの変化が起こったのかが少し気になりはじめました。もう残り少ないので、この辺りで、手ごたえを得たかったのでしょう。しかし残念ながら、これというものは出てきませんでした。毎日決められたスケジュールをこなし、すべての瞑想およびディスコースに参加しているのですが、明確に得られたものはなかったのです。私の心の中に、「このまま続けていって効果があるのかな？」といった疑問、不安がよぎった瞬間でした。

このように、疑いが出てくるというのは、ひとつのサインのようです。というのも、この瞑想プログラムは、言わば心の手術です。それも表面的な心ではなく、普段は自分の内側の深い部分に沈み込んでいる、隠れた部分を手術するのです。私が抱いた疑いも、この瞑想トレーニングによって、心の中に潜んでいたものを顕在化させたものといえるでしょう。しかしこういった疑いも、その後トレーニングを続けていくうちに次第に薄れ、消えていきました。

7日目になると、ヴィパッサナ瞑想で最も大切な考え方が理解できてきます。それは、すべてのものは生まれ、そして消えていくということです。これは、仏教の言葉で、私たちが比較的なじみがある「無常」ということです。すべてのものは生まれ、そして消えていく。これはコースの期間中、何度も何度も、繰り返し繰り返し述べられました。アニッチャー（無常）、アニッチャー（無常）、すべてのものは生まれ、消えていく。

こうしてみると、ヴィパッサナ瞑想の本質は、無常というものを、瞑想を通して体験的に理解することといえるかもしれません。これは、ディスコースの時間にも説明があったのですが、まず私たちが苦しむ原因は何なのかと考えます。すると分かってくるのですが、それは渇望と嫌悪の感情なのです。渇望と嫌悪を持つことにより、そこに執着が生まれます。その執着が苦しみを生み出します。

ある現象に対して、好き、もしくは嫌いの感情を抱く。そうすると、好きなものに対しては、また起こってほしいと思う。嫌いなものに対しては、もう2度と起こってほしくないと思う。ある出来事に対して好き嫌いの感情が出てくることによって、私たちは自然に、また起こってほしいという渇望、もしくは、もう起こってほしくないという嫌悪を生み出します。その結果、執着が生まれるわけです。もし、あらゆる出来事に対して、好き嫌いの感情を起こすことなく、ニュートラルでいられるなら、執着が出てくることはありません。

執着はサンカーラを生み出します（162ページ参照）。サンカーラはカルマとなり、次の生への原因となります。そして、その生には感覚が備わっています。生まれて来たからには、感覚があるのは当たり前です。私たちは、皆、感覚を持っています。感覚によって、さらに渇望と嫌悪が生まれるというわけです。このように、渇望と嫌悪、執着、生成、感覚、そして渇望と嫌悪という具合にぐるぐる回っていくことになります。

ヴィッパサナ瞑想の目的は、心を純化すること、別の言い方をするとサンカーラを消していくことです。そして、本当の意味での自由を得ることです。この自由とは、こうした渇望と嫌悪から感覚という永遠に続く回転から抜け出すことと考えることができます。この瞑想により、無常を理解し、渇望と嫌悪の感情を起こさないようにします。

生から抜け出すというのは、一般の私たちには理解しにくいものです。生きることは良いことだと単純に思っています。でも、本当にそうでしょうか。大切なのはソクラテスが言っているように「善く生きる」ことではないでしょうか。

仏陀は人生は苦だと言いました。私たちは、この意味をもっとよく考えてみるべきではないでしょうか。

さて、ヴィパッサナ瞑想では、どのように無常を理解するのでしょうか。それは、体に起こる様々な感覚を観察することから始めます。瞑想により、体の感覚に意識を向けていると、いろんな感覚が出てきます。痛み、こわばり、かゆみなど。しかし、それら様々な体の感覚も観察を続けていれば必ず消えていくのです。これは、実際に体験しないとわからないと思いますが、必ず変化し、消えていくのです。

私の場合、瞑想中によく出てくる感覚としては、左肩から首にかけての痛みでした。日常生活ではほとんど無いのですが、このコースで瞑想を始めると、必ずといって良いほど出てきました。それは、比較的大きく強いものです。教えどおりに、それに対して何の反応もすることなく、ただ観察を続けました。すると、1分もしないうちにそれは痛みから、何か冷たい感じに変わっていくのです。さらに、その冷たい感じを観察していると、次第にそれが消えていきました。こうした経験を通して、体験として、すべてのものは生まれ消えていくのだという智慧を養うことができます。アニッチャー、アニッチャー、すべては生まれ消えていく。

Day8　ヴィパッサナ瞑想の本質へ！

実質あと2日になりました。ヴィパッサナ瞑想も、さらなるステップへと進んでいきます。最初の段階では、頭頂部から足のつま先まで上から下へ、そして下から上へ意識を動かして、体の細かい部分の感覚を感じていくことを繰り返し行ってきました。そして、それがある程度できるようになり、さらに痛みやこわばりなどが無くなり、体全体に均等に微細な感覚が広がるようになると、次に、意識を体全体に流れるように行きわたらせていきます。

体の各部位を独立して感じるのではなく、ちょうどホウキで体を掃いていくように意識を流していくのです。感覚的には、何かエネルギーが体の表面を流れていくような、駆け巡るような感じになります。これについては非常に微妙な部分なので、人によって感じ方などが違ってくるかもしれません。

頭頂部から足のつま先へ、上から下、そして下から上へと流れるように意識を上下させ、体全体を順番に感じていくようにします。私の場合でいうと、上から下への方向のほうが感覚を感じるのがより難しく、下から上への方向は比較的やりやすかったです。また、下から上に意識を上げていく時には、ぞくぞくするような感覚が下から上へ背骨に沿って頭頂部まで生じることが何度かありました。まさしくエネルギーが下から上に昇っていく感じです。

この同じ訓練を寝転がってやった場合、同様に体全体の感覚を流れるように意識していくことは可能でした。しかし、何かエネルギーの流れが、スムーズではないように感じました。座っている時には、はっきりとその流れを感じることができたのですが、寝転がってやると何故か、エネルギーが淀んでいるように、その動きを感じるのが困難でした。

座っている時は、頭のてっぺんから天井に向かってエネルギーが昇っていく、また上に引っ張られる感覚がありましたが、寝ている時はそれがまったくありませんでした。上下、天地というのは、エネルギーの流れと密接に関係しているのではないでしょうか。したがって、エネルギーの流れの中心となる背骨を、体の上下、天地の方向にしっかり合わせることが大切になるのでしょう。

ヴィパッサナ瞑想でなく、ヨガのアシュラムで瞑想訓練をしていた時ですが、そこでは、細かいことは一切言われず、ただ、背筋を真っ直ぐに、地面と垂直に伸ばすことだけを教えてもらいました。それさえ守れば、壁にもたれていても、どんな座り方をしてもいいのです。やはり、瞑想では背骨を上下にまっすぐ保つことが重要なのです。

さらに、次のステップでは、体の内側にも意識を向けていきます。それまでは、体の表面、各部分の感覚に注視してきましたが、体の内側にも意識を広げていくのです。体の表面と違い、体の内側、内臓などを感じるのは非常に難しいことです。

指導者は、頭頂部からインクのようなものをたらして、それが体全体に広がっていくような感じで、イメージすることを薦めていました。実際にそれをやってみました。確かにイメージとして、インクが体全体に広がっていく感じをつかむことはできましたが、私の場合、体表面の皮膚と同じように内臓までも感じることは困難でした。始めたばかりということもあるのでしょう、訓練がまだまだ足りないようです。ただ、人によっては最初から表面と同じように、内部の感覚もはっきり認識できるようです。

これと同じようなやり方なのですが、頭のてっぺんに大きなバターのかたまりのようなものをイメージし、それが溶け出し、白い温かい液体になって、徐々に体全体に流れ出していき、体の内部をおおいつくすようにイメージするというものがあります。私にはこのやり方のほうが合っているので、人によっては、こちらのほうが体の内側の感覚を感じやすいかもしれません。

体の表面および内部までの感覚に気づくことができたならば、また同じように流れるような感じで、体の表面だけでなく、内部も含めて、上から下、下から上へと感覚への意識を移動させていきます。これを、何度も何度も繰り返すのです。そして、また体の各部位、それぞれの感覚を個別に感じるようにします。

一通り、これらのステップを続けていくと、感覚として初期のころに起こったもの、例えば、痛みやこわばりが、再び同じように現れてくることがあります。このことで、トレーニングの最初のころに戻ってしまったと感じてしまうかもしれません。しかし、これは戻ったわけではなく、進んでいることの証拠と捉えることができます。

潜在意識の深いところに残っている余計なものが、表面に浮かび上がってきているのです。普通の人であれば、かなり多くの不純なものが、体の内側、奥深くに潜んでいるでしょう。それらをすべて表面に浮かび上がらせるのは、並大抵のことではありません。しかし、それこそがこのヴィパッサナ瞑想の大きな目的のひとつであり、心を純化していくプロセスなのです。

そして、また何度も浮かび上がってくる痛みやこわばりなどの感覚も、同じように、ただ観察を続けていきます。そうすると、それらは必ず消えていきます。それらが消えていくということは、潜在意識にたまっていた不純なものを取り除くことができたということです。まさしくこれが、この瞑想法の特長である、表面的なものだけでなく、潜在意識の奥のほうから純化していくという素晴らしい技術なのです。

〈瞑想体験コラム⑥：誰もがブッタ?!〉

お釈迦様は、ひとつの偉大なる発見をしました。それは、体の感覚を観察することで、潜在意識の深い部分に沈み込んでいる不純なものを、表面に浮かび上がらせることができるということです。

私はこの話を聞き、感動するとともに非常に驚きました。素晴らしい智慧です。一般的な瞑想法やトレーニングでは、心の表面的な部分は純化することができますが、潜在意識の深いところまでは純化するのが難しいのです。それでは効果は一時的で永続性がないので、しばらくすると同じような問題が出てきてしまいます。根本的な治療にはならないのです。

一方、お釈迦様の瞑想技術、ヴィパッサナ瞑想では、潜在意識から純化していくので、効果も大きく、また根本的な治療になるのです。そういった意味でも、この技術はすごいものなのだとつくづく思います。しかも、自分の体を使って感覚を感じていくだけですから、誰もが簡単にできることです。したがって、この瞑想法を適切に訓練することで、完全に心を純粋にすることができれば、「誰もが仏陀になれる」と言えるのではないでしょうか。

Day9　瞑想による究極の喜び

1日に10時間もの瞑想トレーニングも、この日で終わりになります。いよいよ最後ということで、瞑想にも気合が入ります。朝の瞑想の時、それまでとは違った感じを得ることができました。ひとつは、それまでの瞑想と比べて、痛みの感じ方が違っていたのです。8日目までは、足が痛くなった時も、それに対して反応せずにその痛みを観察するようにしていました。すると、その痛みが無くなっていくこともありました。しかし、1度なくなってもまた出てくるので、その度にさらに観察を続けるという繰り返しでした。

9日目に入り、今朝の瞑想では不思議なことに、その痛みさえ感じなかったのです。いつもは30分ほど座っていると、自然に足に痛みがでてくるのですが、この日は、その痛みさえなかったのです。さらに、これは不思議な感覚でしたが、体がどこかに消えてしまったような感じになりました。推測するに、瞑想への集中力が増してきたものと考えます。そして足の痛みがなくなっただけでなく、瞑想の時間が終了しても、さらに座り続けていたい、と感じているのです。体がなくなったという感覚がなんとも気持ちよかったのです。

それまでは、終了時間になればやっと終わったという感じで、すぐに瞑想をやめリラックスしていたところですが、この日は、瞑想の状態を解きたくない、という気分になっていました。過去にも自宅で瞑想をしている時に、気持ちの良い状態になり、しばらく続けていることもありましたが、1時間以上の瞑想をしてもさらにそのまま続けていたいと思ったことはありませんでした。初めての体験です。すこし驚きました。

自分の体がなくなるという恍惚の体験をした後、瞑想を終え、休憩に入りました。その時、非常に不思議だったのですが、自分の体を使っていることに大きな喜びを感じるのです。足で歩くこと、何かを見ること、何かを聞くことなど、それぞれの活動について、心の内側から大きな喜びが湧いてきて、自然に笑みがこぼれてしまうのです。まるで、初めてこの世に生まれてきた赤ちゃんのように、すべてが新鮮で感動的なのです。

私が経験したこの喜びの感覚は、ヴィパッサナ瞑想により、心の潜在的な部分の浄化が始まった証拠なのだと思います。瞑想による心の純化は、私たちが喜びそのものになるプロセスなのでしょう。

〈瞑想体験コラム⑦：意識と肉体〉

瞑想により集中力が増すと、自分の体がなくなる感じを体験することがあります。すると、自分の意識と体は別物であるという感覚をよりリアルに感じることができます。したがって、死を迎えたとしても体は消えてしまうが、意識はどこかに残る、との実感が湧いてきます。

瞑想によって体を客観的に捉えることができるようになれば、体にくっついてくる痛み、また、その逆の気持ちよさなども、客観的に捉えることができます。したがって、それらにとらわれることが少なくなります。自分の体、また自分自身への執着がなくなることは、瞑想による非常に大きな効果であり、大きなステップです。この段階までくれば、本当の智慧が生まれ、人生をよりよく暮らしていく道が開けてきます。

〈瞑想体験コラム⑧：本当の自由〉

私たちは普段、意識的にも無意識的にも、自分の体に強い執着をもっています。それ故、体がなくなってしまう死というものを恐れます。自分の体があるからこそ、自分というものを強く感じるのです。そして、それはエゴにつながります。体を含む自分というものへの執着は、非常に強いものです。

仏陀は、執着をなくすことが悟りへの道であると説いています。自分への執着がなくなれば、苦しみから遠ざかることができ、本当の幸せへ近づくことができるのでしょう。瞑想による体が無くなったような感覚は、自分への執着を消してくれ、本当の自由へと導いてくれるものです。瞑想で悟ることができる理由はこのあたりにあるのかもしれません。

〈瞑想体験コラム⑨：人生は喜び！〉

この瞑想訓練に来る前に、リシケシでヨガのトレーニングを行っていました。その時に、私のヨガの師匠が訓練中に何度も言っていた言葉を思い出しました。それは、「Life is joy!」「人生は喜びだ！」というものです。私はこれを聞いてもあまりピンときませんでした。しかし、ヴィパッサナ瞑想で自分がなくなり、自然と喜びが湧きあがってきたのを経験し、初めてこの言葉「Life is joy!」「人生は喜びだ！」の意味がわかったような気がしました。

その師が言っていたように、私たち人間はもともと根源的には「喜びの存在」なのではないかと思いました。自分自身を完全に純化していくと、最終的にそこには喜びのみが残るのではないでしょうか。悟りというのは完全な純化なので、悟ることは、喜びそのものになることではないでしょうか。私たちが悟りへ近づくことができたなら、常に楽しい気持ちで喜びに包まれ、その時々を過ごすことができるのでしょう。

Day10　10日間が終了して……

100時間にも及ぶ、ヴィパッサナの瞑想トレーニングも最終日になりました。この日の午前で沈黙が解かれ、話をすることが許されます。また、瞑想の時間も5時間ほどに短縮されます。

沈黙の時間が終了すると、参加者は皆、堰を切ったようにしゃべり始めました。私は英語がペラペラしゃべれるというほど得意ではないので、沈黙の時間が終わっても、沈黙し続けているようでしたが。

欧米の参加者たちは驚くほどよく話しました。それまでの沈黙の時間はいったい何だったのかと思わせるような勢いです。これだけ長時間にわたって瞑想を続けていると、沈黙の時間が終わったとしても、あまり話したくないのではと思うのですが。実際、私はあまり話したくなかったです。瞑想は大変でしたが、それとともに心地よくもありました。話し始めるとその感覚が無くなってしまうのです。10日目はずっと沈黙の時間でもいいのにと思っていました。そんなふうに感じていたのは、私だけだったのでしょうか。

それまでは、アシュラム全体が静かで落ち着いた雰囲気に包まれており、瞑想するには最高の状態だったのです。それが、皆が話し始めると急に、騒がしい日本にある、どこかの有名神社仏閣のような感じになってしまいました。もしかしたら、欧米の方々は、悟りとは何かとか、ヴィパッサナ瞑想法を習得しようなどと真剣に考えておらず、ひとつの観光アトラクションとしてやってきていたのかもしれません。そうだとしたら、非常に残念です。

話が横道にそれてしまいましたが、10日間100時間にも及ぶヴィパッサナ瞑想トレーニングが実質終了しました。このトレーニングの素晴らしさを改めて実感しています。スケジュール、規則、施設、食事など、すべての環境が瞑想に集中できるように作られています。また、その瞑想についても、ステップ・バイ・ステップで、徐々に深いところまで進めるようになっており、誰もが、たとえ瞑想の初心者でも、ヴィパッサナ瞑想を一通り体験、理解できるように組み立てられています。

10日間外界から完全に隔離され瞑想のみを行うというのは、私たちの頭の中をいったんリセットする効果があるようです。一度すべてきれいにしないと、瞑想のよい効果を得にくいのです。

私たちは、生まれてから社会にさらされ、少しずつ頭の中にゴミがたまっていきます。

ほとんどの大人は、頭の中が不要なものでいっぱいです。もう、ゴミだらけといってもよいでしょう。まずはゴミ箱のフタを開け、きれいにしなければなりません。しかし私たちが普段やっていることといえば、きれいにするどころか、逆に、日々ゴミを増やし続けています。そのことさえ分かっておらず、ゴミがあふれ出しそうになるとストレスという言葉を使い、娯楽やレジャー、またはお酒などによってごまかしています。本当は、まずはゴミを片付けることが大切なのです。

10日間100時間の瞑想スケジュールというのは、個人差はあるとしても、精神と肉体の限界ぎりぎりの範囲であり、ヴィパッサナの効果を実体験する最小限の期間なのだと理解しました。あらためて、とても素晴らしいプログラムでした。本当に、参加してよかったです！

Day11　すべてに、ただ感謝!!

この日は、瞑想の時間はありませんでした。早朝、最後のディスコースを終了すれば、各自がアシュラムを後にしていきます。10日間のコースを終え、ほとんどの参加者が、晴れ晴れとした顔をしているのが印象的でした。どういう目的で、このコースを受けにやってきたのかに関わらず、この厳しいプログラムを終了したという達成感がそうさせるのでしょう。

ディスコースの中で説明がありましたが、10日間の瞑想を終えたら、すべてが終わるというわけではありません。これからが始まりと考えたほうがよいのです。実際に、今後も1日に朝夕1時間ずつ、合計2時間はヴィパッサナ瞑想を行うこと、さらに1年に1回は、10日間の集中トレーニングに参加することなどが推奨されていました。

忙しい日々の中、1日2時間の瞑想というのは簡単ではないかもしれません。ただ、睡眠時間を2時間削り、瞑想の時間に当てたとすると、その2時間の瞑想のほうが、睡眠よりも大きな価値があるということです。

最後のディスコースが終わると、私は早々に用意されたバスに乗り、アシュラムを出発しました。10日間お世話になったスタッフの方々には、感謝以外のなにものもありません。自然と頭が下がり、両手が胸の前で重なります。

私はこの10日間100時間の瞑想プログラムで、何を得たのでしょうか。終わった時は、そんなことはどうでも良く、ただコースを終了したという満足感だけでした。その後のことを考えることは、まったくありませんでした。その答えが出るのは、しばらくしてからになるのでしょう。

究極の体験を終えて

ヴィパッサナ瞑想体験談のまとめとして最後に、このトレーニング全体を振り返っての感想を述べることにします。ヴィパッサナ瞑想法でもっとも驚かされたのは、すべてが体系的に組み立てられていることです。したがって、やる気さえあれば誰もが簡単に始められ、各個人の進度によって、次へ次へと進んでいけるのです。一般的な瞑想法では、これほど細かく、詳細に順序が示されているものはないと思います。段階を踏んで、次々にステップを進めていくことができるので、やっていてもどんどんと興味が湧き長続きします。

さらに、単に何かに集中するのではなく、体の全身の感覚というものを使い、集中力を高めていく方法が非常にユニークで、長時間の瞑想にも対応しやすくなっています。これも一般的な瞑想法とは大きく違っている点で、ヴィパッサナ瞑想の素晴らしいところのひとつだと思います。

私は、座禅などの他の瞑想法を試したことがありますが、集中力を持続することが困難でした。しかし、このヴィパッサナ瞑想ではやるべき作業がたくさんあるため、それらを順にこなしていくだけで、結果として自然に集中していけるのです。これならこの10日間のコースが終わっても、個人で続けられると思いました。瞑想をすることが、ますます好きになりました。

ヴィパッサナ瞑想の目標は、悟ることです。では、私たち一般のものでも、果たして悟りを得ることができるのでしょうか。私の結論は、その可能性は十分あるということです。実際に、私たちと同じ人間であるお釈迦様がこの方法により、悟りを得たことがその理由のひとつです。さらにお釈迦様だけでなく、過去にこのヴィパッサナ瞑想により、大きな成果を上げたたくさんの先輩方がいます。

私自身が経験したのは、自分の体が無くなったような感覚です。さらに、自分の心の奥底に潜んでいた不純なものが、すべてではないにしても、ある程度、体の表面に出てきて消えていくという感覚も得ています。例えば、ヴィパッサナ瞑想を行う前に私が持っていた嫌な感情、嫌な思い出などについて、思い出そうとしても出てこなくなりました。また、それらの断片が出てきたとしても、嫌な気持ちが起こらなくなりました。

今後、ヴィパッサナ瞑想を日々続けていくことで、こうした体験が強化されていけば、いつになるかは分かりませんが、私たちが普段思っているような確かな自分などないこと（無我）、また、すべては生まれ消えていくこと（無常）が、心に浸透し智慧として宿ることでしょう。そうすると、どんなことが起ころうとも落ち着いた心を維持することができ、本当の意味での幸せが達成できると信じています。これが、いわゆる悟りなのでしょう。

自分という感覚がなくなり、真の喜びだけの状態、そんな状態を維持することができれば素晴らしいです。私たちは一般的に、嬉しいことや楽しいことがあると、気持ちが高まります。これは気持ちの良い状態です。皆がこの状態を望みますが、なかなか思うようにはなりません。その一方で、悲しいこと不幸なことがあれば、気持ちが落ち込みます。皆がこの状態になるのを避けようとします。しかし、それも思い通りにはならず、いろんな困難や悲しいことが起こってしまいます。私たちは、嬉しいことがあれば喜び、悲しいことがあれば悲しむのが普通だと考えています。しかし、それでは周りの状況にいちいち左右され、自分ではコントロールできず、結果として満足した人生にはなりません。自分の幸せは、周りの環境次第といった状況です。

真の喜びの状態とは、私たちが普段嬉しさや楽しさを感じた時の、気持ちよいと感じる状態がベース、ゼロとしてあり、何も嬉しいことが無い時でもその状態にあるということでしょう。そして、良いことがあったとしても、嫌なことがあったとしても、その状態からあまり上下しません（図表2参照）。周りの環境に影響されず、ずっと心が安定した喜びの状態にいるのです。そこには自分さえも存在せず、ただ喜びがあるだけです。こういった喜びだけの状態になるのは難しいとしても、周りの環境に影響されない、嬉しいことがあっても悲しいことがあっても、落ち着いた心の状態を作ることはできます。ヴィパッサナ瞑想によって、まずはそのような状態を目指すべきなのでしょう。

ヴィパッサナ瞑想によって、喜びだけの状態を体験することができます。私自身が実体験としてその状態を味わったのですから、皆さんにもできると思います。それが、悟りの状態なのか、悟りへの道のひとつの段階なのか、今の私にはわかりません。しかし、その様な状態まで行くことができればまずは十分ではないでしょうか。悟っていようが悟っていまいが、言葉の問題だけであり、関係ありません。

自分も他人も、内側も外側も何もなく、ただ喜びだけがある。喜びという状態だけがそこにあるのです。私たちそれぞれが、そういう状態、喜びだけの状態になれたとしたら、こんなに素晴らしいことはありません。そんな喜びにあふれた世の中になることを望んでやみません。

図表2.

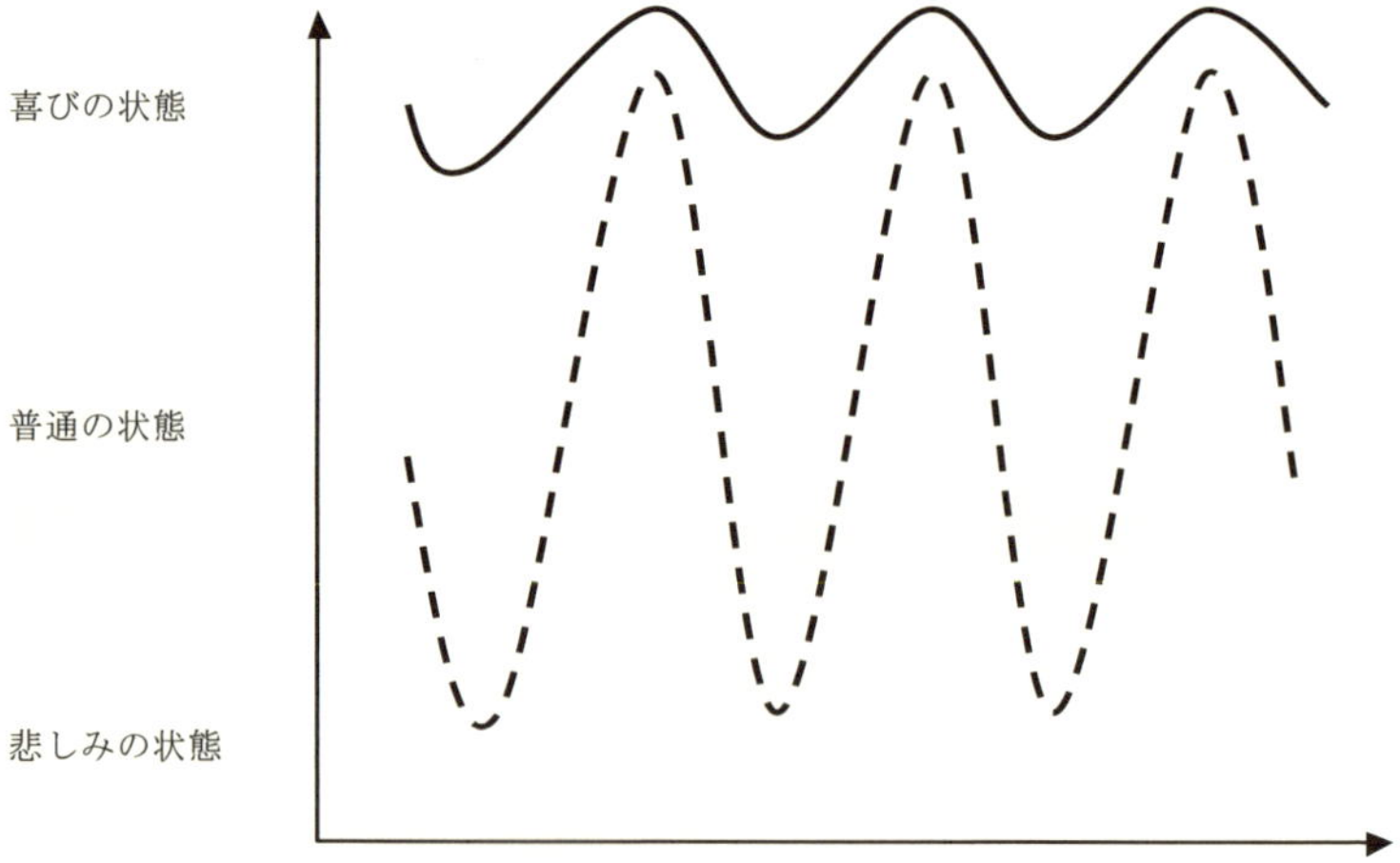

太線：　周りの状況に影響されず常に喜びの状態（瞑想により達成）
点線：　周りの状況に左右され喜んだり悲しんだりの状態（一般の私たち）

第2章　人生が変わる瞑想法の本質

それはひとつの伝説からはじまった

ヴィパッサナ瞑想は、シッダッタ・ゴータマ、私たちが、比較的なじみのあるお釈迦様、仏陀によって、約2500年前に新たに見出された瞑想法です。この瞑想法により、すべての人々が等しく苦しみから解放され、本当の自由を手にすることができるのです。人生が変わります。

興味深いことに、この瞑想法は仏陀がいなくなってからしばらくして、インドでは消滅してしまったのです。しかし、幸いなことに東南アジアへ伝わっており、そこで師から弟子、また師から弟子へと代々引き継がれてきました。

ビルマでは、ヴィパッサナに関するひとつの伝説が残っています。それは、仏陀の時代から25世紀後に、その故郷であるインドで復活し、そして世界中に広がって行くというものです。そして、実際にひとりのビジネスマンであったゴエンカという人によって、1969年、25世紀ぶりにビルマからインドへヴィパッサナ瞑想が戻ってきたのです。そして、現在ではインドの各地、さらに世界中で、このヴィパッサナ瞑想が広く指導されています。

まずは、どのようにヴィパッサナ瞑想がインドで復活し、その後、世界へ広まって行ったのかを見ていきましょう。

ゴエンカの祖父は100年くらい前に、インドからビルマに移り住んできており、ゴエンカはビルマで生まれました。幸いなことに、ビルマでは、ヴィパッサナ瞑想がその当時のまま、時代を超えて受け継がれていました。

ゴエンカの家族は商業を営んでおり、彼も10代のころからビジネスを始め、いくらかのお金を稼いでいました。そして、そのころからお金を稼ぐことが彼にとっての人生の主な目的になっていきました。20代前半にはビジネスで成功し、たくさんのお金を得ることができ、さらに社会的ステータスを求めるようになっていきました。そうした中、いつのころからか彼は激しい頭痛に悩まされるようになりました。

ビルマの最高の医者でさえ、その頭痛を治すことはできませんでした。そしてモルヒネにより、症状を和らげるという対処療法のみが行われていました。さらに医者からは、もしこのままモルヒネを打ち続けると中毒症状を起こしてしまうので、他の方法を見つけたほうがよいと宣告されたのです。その後、世界中の名医を訪れましたが、彼の頭痛が良くなることはありませんでした。

ある時、ひとりの友人が彼を訪れ、ひとつのアドバイスを与えました。それは、「10日間のヴィパッサナ瞑想に参加してみたらどうだ」というものでした。その友人が言うには、この瞑想法は心を緊張から解き放つためのもので、頭痛の原因と考えられる精神的なものにも効果があるのではないかということでした。

そして、彼は藁にもすがる気持ちで、とりあえず試してみようと思ったのでした。その瞑想の指導者である、ウバキンという人に会い、コースに参加したい旨を伝えたのです。すると、ヴィパッサナ瞑想は誰でも参加できるということでした。

自分がひどい頭痛に何年も悩まされており、それを治したいということも説明しました。するとウバキンは、もし頭痛を治すためにこのコースに参加したいのであれば、それは許されないといいました。誰でも参加できると思っていたのに、ゴエンカには何が起こったのかわかりませんでした。ウバキンは続けて説明をしました。

「ヴィパッサナ瞑想の目的は、肉体的な病気を治すことではありません。もし、それが目的ならば病院へ行きなさい。このコースの目的は、すべての苦しみからの解放なのです。肉体的な病気の治療のためには来ないでください。心の解放のために来てください」
ゴエンカは、彼の説明を受け、心を純化するためにこのコースに参加することを約束しました。

しかし、その後ゴエンカはヴィパッサナ瞑想へ参加するのをしばらく躊躇《ちゅうちょ》していました。彼はヒンドゥー教の家庭に生まれました。しかし、ヴィパッサナ瞑想は仏教がベースになっています。そのことが彼の頭を駆け巡りました。最後には、色々考えても仕方ないので、とにかく試しに参加することに決めました。そして、コースを受けることにより、素晴らしい成果を得たのです。

その後14年間、彼はヴィパッサナ瞑想のトレーニングに励みました。そして、1969年7月、インドのボンベイにて最初のヴィパッサナ瞑想トレーニングのコースをスタートさせました。インドでは、25世紀ぶりにヴィパッサナ瞑想が復活したのです。当時は、インドでヴィパッサナ瞑想を指導できる人は誰もいませんでした。その名前すら忘れ去られていたのです。その後、コースを受けた人の強い要望により、2回目、3回目と続いていくことになり、インド、そして世界へと、どんどんと広がっていったのです。まさしく、ビルマでの伝説のとおりに、ヴィパッサナが復活したのです。

仏陀の教えとヴィパッサナ瞑想

仏陀は、私たち日本人にとっても馴染み深い聖人ではないでしょうか。日本のいたるところに仏教のお寺があり、またいろんな宗派があります。しかし、残念ながら私たちの日常生活で、仏陀の教えに触れる機会はほとんどありません。これは、現在の仏教が葬式仏教といわれているように、誰かが亡くなった時にのみ、身近なものとして感じられる存在になってしまったからでしょう。したがって、仏教は身近にありながらも、仏陀の教えについて、理解している人は少ないのではないでしょうか。また、何らかの仏教組織に属している人が、その所属する宗派の教えは知っていたとしても、果たして2500年前に実際に、仏陀が説いたことについて知っているかどうかは疑問があります。

お釈迦様は人々が苦しむのを見て、なぜ私たちは苦しむのか、苦しみから抜け出す方法はないのかと、家族を捨て、すべてを捨てて出家しました。ラージキルで6年もの苦行を行い、それでも悟りを得られず、そして、ブッダガヤの菩提樹の下で瞑想を始めて49日後、ついに悟りを開き仏陀になりました。お釈迦様が悟り仏陀になったのは、苦行をしたからではありません。瞑想により、悟りを開くことができたからです。

お釈迦様が出家をしたのは、人々を苦しみから救うためです。信仰信条や教義、さらに哲学などは関係ありません。実際に、人々を苦しみから救う方法が最も大切なのです。そしてその方法こそが、仏陀が私たちに本当に教えたいことであったのは容易に想像できます。それが仏陀の瞑想法、ヴィパッサナ瞑想法なのです。繰り返しになりますが、仏陀は瞑想により悟りを開いたのです。したがって、私たちも同様に、瞑想により悟りに至り、苦しみを乗り越えることができるはずです。すると、ヴィパッサナ瞑想というのは、仏陀が、私たちに最も伝えたかったことであると言えます。

日本では、書店へ行けばたくさんの仏教関連の書物が並んでいます。また、お寺へ行けばお坊さんの説教を聴くこともできるでしょう。しかし、いくら書物をたくさん読んでも、高尚な話を聞いたとしても、それが何になるのでしょうか。それらは、一時的な満足をもたらすかもしれません。しかし、私たちを変えるほどの力にはならないでしょう。私たちが変わるには、人生を変えるには、やはり実際に経験することが大切です。私たちがヴィパッサナ瞑想を実践し、悟りへの道を進むことは、仏陀の唯一の願いなのだと思います。

ヴィパッサナ瞑想は、実践的技術を指導するものですが、それと同時に、仏陀の思想、教えがそのまま残り、瞑想とその思想が合わさって、ひとつのものとして存在しています。仏陀は約2500年前に、思うようにならない苦しみの人生において、人々が幸せになれる道を探し続け、最終的にすべての苦しみから解放される方法を見つけました。仏陀の教えの本質は、宗教的なものではなく、哲学でもありません。それは、ダンマ(Dhamma)と呼ばれる、自然の法則そのものです。仏陀は、すべての人が持つ、普遍的問題の実践的な解決法を示したのです。それが、ヴィパッサナ瞑想法です。この瞑想を実践することで、真実を理解し、大いなる智慧を獲得し、誰もが人生をよりよい方向へ変えることができます。

仏陀の教えの本質(縁起、四諦、八正道)

ヴィパッサナ瞑想と仏教でいう八正道とは、密接に関連しています。そして、ヴィパッサナ瞑想および八正道を理解するためには、まず仏陀の重要な教えである、縁起および四諦を関連付けて理解しておかなければなりません。

四諦というのは、苦諦、集諦、滅諦、そして道諦の4つです。これは、仏陀がインドのブッダガヤで悟りを開いた後、サルナートにて、その教えを初めて説いた時に、八正道とともに話したものとされています。

苦諦というのは、人生は苦しみであるということを理解することです。集諦というのは、その苦しみには原因があるということです。滅諦というのは、その苦しみの原因を滅することができるということです。道諦というのは、その苦しみの原因を消す方法があるということです。そして、その具体的な方法が八正道です。

四諦の1番目と2番目の苦諦と集諦では、人生は苦しみであるということ、そして、それには原因があるということが述べられています。それでは、その原因とは何なのでしょうか？　苦しみの原因がわからなければ、それを無くすことはできません。

苦しみの原因について、仏陀は縁起という考え方によりそれを説明しています。縁起とは、原因と結果のようなものと考えればわかりやすいでしょう。苦しみには何か原因がありもす。そして、その原因をひとつずつたどっていき、ひとつのまとまりになったのが縁起です。苦しみを滅するための縁起の考え方について、順を追って説明していきます。

仏陀は、苦しみの原因は私たちが持っている心と体に対する執着だと言っています。例えばお酒など、何か肉体に感覚的な喜びを引き起こすようなものは、執着に結びつきます。また、大きな執着を生むものとして、私というもの、エゴがあります。私自身だけでなく、私の服、私の車、私の家族なども含めて、私たちは何と多くのエゴを抱えているのでしょう。そのすべてが執着となり、苦しみへとつながっていくのです。

それでは、これらの執着を生み出すものは何なのでしょうか。それは、瞬間的な心の反応です。あるものに対して、私たちの心は「それは好き」、または「それは嫌い」と瞬時に反応します。さらに、その心の無意識的な反応が、好きなものに対しては、それがまた来てほしいと望むことで、渇望を生みます。一方で、嫌いなものに対しては、それを避けようとし、嫌悪を生み出します。これらが繰り返し行われることにより、その反応が強化され、最終的に、好きなものや嫌いなものに対しての執着へとつながっていきます。

それでは、この好き嫌いの反応はどこからやってくるのでしょうか。それらは、感覚から引き起こされます。私たちは、喜ばしい感覚が起こった時にそれを好きになり、嫌な感覚が起こった時、それを嫌いになります。結果として、快か不快かの感覚によって好き嫌いの反応が決まるのです。

次に、その私たちの感覚はどこからやってくるのでしょうか。感覚の原因は、何なのでしょうか。それは、接触によりもたらされます。心および5つの感覚器官と、対象が接触することにより感覚が生まれます。目が見ることを通しての接触、鼻の臭いによる接触、舌の味による接触、耳の音による接触、そして皮膚をとおしての接触です。さらに、心による接触もあります。考え、思い、感情、想像、記憶などがそれにあたります。何らかの物体や現象が、心と5つの感覚器官に接触することにより感覚が起こるのです。逆に言えば、感覚器官がなにも接触を持たなければ、感覚は生まれません。

では、なぜこの接触が起こるのでしょうか。それは、私たちが五感および心という感覚基盤を持っているからです。視覚、臭覚、味覚、聴覚、触覚、そして心により、接触がもたらされます。

それでは、この感覚基盤はなぜ存在するのでしょうか。それは、心の活動およびその対象という2つの側面が存在するからです。

心の活動とその対象という側面はなぜ生じるのでしょうか。それは、意識活動により起こります。世界を、主観と客観、知るものと知られるもの、私と他というように分離する認識活動です。さらに、この意識活動はどうして起こるのでしょうか。それは、無知による反応・行為から生み出されます。無知による反応・行為が繰り返し行われ、そして、心の活動とその対象といった2つの側面を生み出す意識の流れを強化しているのです。

そして、この無知による反応・行為の原因は何なのでしょうか。それは、私たちが無知だから起こります。私たちは、自分が反応していることに気づいていません。また、私たちが反応するものの、本当の性質についてもわかっていません。さらに、私たち自身が、一時的な非人格的な性質をもっていることを知らず、私たち自身への執着が、苦しみだけをもたらすことを知らないのです。

以上、苦しみの原因を順番に見てきました。苦しみが生まれるまでの、これらのプロセスが仏陀のいう縁起です。苦しみの原因は執着であるとわかりました。そして、その執着は好き嫌いの反応により起こります。その好き嫌いの反応は、快か不快かの感覚により生まれます。さらに、その感覚は感覚器官と対象との接触によりもたらされます。そして、その接触は6つの感覚基盤（5つの感覚と心）により生じます。次に、その感覚基盤は、心とその対象という2つの側面からもたらされます。その2つの側面は、ある意識活動により作り出されます。その意識活動は、無知による反応・行為によって生じます。そして、反応・行為は私たちの無知により起こります。結局、苦しみは無知、私たちが、私たち自身の本当の性質を理解していないことにより作り出されるのです。

さらに、仏陀は続けます。この苦しみを滅するには、その根本原因である無知を滅することができればいいのだと。無知を滅すれば、無知による反応・行為は無くなり、その反応・行為が無くなれば、意識活動が無くなり、意識活動が無くなれば、心とその対象という2つの側面もなくなり、さらに、心とその対象という側面が無くなれば、感覚基盤（心と5つの感覚）が消え、感覚基盤が消えれば、感覚器官および心と対象との接触が無くなります。接触が無くなれば、感覚が起きません。感覚が起きなければ、好き嫌いの反応はありません。好き嫌いの反応が無ければ執着を滅することができます。執着を滅することができれば、すべての苦しみから解放されるのです。これが縁起説（図表3参照）です。

無知を滅することにより、苦しみから解放されます。そして、どのように無知を滅するのかの具体的、実践的方法がヴィパッサナ瞑想法なのです。したがって、人々を苦しみから救うことを目的とした仏陀の教えの中心は、このヴィパッサナ瞑想法にあると言えます。

図表３．縁起説概略

苦しみ
↑
執着
↑
好き嫌いの反応
↑
快・不快の感覚
↑
感覚器官および心と対象との接触
↑
感覚基盤（５つの感覚と心）
↑
心とその対象という２つの側面
↑
意識活動
↑
無知による反応・行為
↑
無知

＜　無知の消滅　⇒　苦しみの消滅　＞

ヴィパッサナ瞑想3つの段階

私たちは、無知を消滅させることで、すべての苦しみから解放され、本当の幸せを手に入れることができます。そして、無知を消滅させる方法がヴィパッサナ瞑想です。10日間の集中瞑想トレーニングにおいて、繰り返し説かれた重要な教えに、シーラ（Sila）、サマディ（Samadhi）、パンニャ（Panna）の3つがあります。

この3つは、仏教でいうところの八正道に対応しています。八正道には、8つの事柄が挙げられていますが、その8つを3つのカテゴリーに分けたものが、シーラ、サマディ、そしてパンニャと考えればよいでしょう。八正道を聞いたことがあるかたは多いかもしれませんが、シーラ、サマディ、パンニャの3つの分類法については、知らないかたのほうが多いのではないでしょうか。

まず、無知を解消するための具体的方法である、シーラ、サマディ、そしてパンニャについて簡単に述べておきます。シーラとは、私たちが普段生活していく中で、道徳的な活動を実行していくことです。次に、サマディとは、心をコントロールするための集中力を実践していくことをいいます。そして最後に、パンニャとは英知または智慧のことです。以下、シーラ、サマディ、パンニャ、それぞれについて、もう少し細かく見ていきましょう。

シーラ（Shila）

シーラは、３つの項目で構成されています。ひとつは「正語」、次に「正業」、そして、最後に「正命」です。

シーラを訓練することが、ヴィパッサナ瞑想を成功させるための最初のステップです。シーラを実践することなく、ヴィパッサナ瞑想での進歩は望めません。当たり前のことですが、どんな分野においても、成功するにはまず善き人間であるべきなのです。このことを忘れてしまうがゆえに、一見成功したかに思えたことが、簡単に崩れてしまうのです。世の中には、いったんは成功を収めたかに見えた人が、瞬く間に落ちていくといった話がたくさんあることを、皆さんはご存じでしょう。

シーラを実行すること、これがヴィパッサナ瞑想を成功させるために、最初にしなければばならないことです。10日間の瞑想トレーニングでは、シーラを必然的に守れるような環境がすべて整えられています。私たちの日常生活と違い、比較的簡単にシーラを実行することができるのです。しかし、いったん10日間のトレーニングを終え、元の生活に戻った時、シーラを守ることは少し困難になるかもしれません。それでも、これは基本中の基本であり、ぜひとも実行すべきことです。

シーラをなぜ実行しなければならないのでしょうか。それには、いくつかの理由があります。シーラの項目のひとつに、「正業」正しい行いをすること、というのがあります。他を傷つけることは、この正業に反する行為です。他を傷つけることは、よくよく考えてみると自分自身を傷つけることにつながります。例えば、何か他人を害するような行動をしてしまった時、普通の感覚なら自分自身の心の中にも、大きな傷をつけてしまうことになります。これは、多かれ少なかれ誰もが経験していることではないでしょうか。思いがけず他人を傷つけるような言葉を言ってしまった時など、「あんなこと言わなければ良かった」と後悔することもあるのではないでしょうか。

ヴィパッサナ瞑想においては、自分自身の内側の深いところを観察していきます。そのために、瞑想以外の時でも、非常に落ち着いた、静かな心を保つ必要があります。道徳的行動を心がけ、自分の心に波風を立てないように常に注意しなければなりません。シーラの訓練をすることの重要性がここにあります。

もうひとつ、シーラを守らなければならない理由について、ヴィパッサナ瞑想の目的は苦しみからの解放、本当の自由を手に入れることです。しかし、他人を傷つけるような活動をしてしまった場合、どうしても執着、渇望、嫌悪といったものを必然的に生み出してしまうことになるのです。すると、苦しみを解消するどころかかえって苦しみを増やす結果になります。結局は、ヴィパッサナ瞑想に悪影響を及ぼしてしまいます。

正語（Right Speech）

私たちが話す言葉は、常に健全で純粋でなければなりません。嘘を言ったり、実際よりも誇張したり、友人と仲が悪くなってしまうような話をしたり、陰口を言ったり、誹謗中傷をしたり、厳しい言葉を投げかけたり、意味の無い噂話をしたり、無駄なおしゃべりなどをしてはいけません。これらは、自分の大切な時間を無駄にするだけでなく、相手の時間をも浪費させているのです。不純な言葉を避けることが、正語につながります。

正業（Right Action）

私たちの行動も、純粋でなければなりません。生き物を殺したり、盗みを働いたり、レイプや不倫などの性的な非行をしたり、自分の理性をなくしてしまうような、何かの中毒になったりしないように注意しなければなりません。これら、4つの行為から遠ざかることが、正業につながります。

シーラには、もうひとつの項目、正命がありますが、ヴィパッサナ瞑想において、最低限守らなければならない項目が、正語と正業です。まとめると図表4のようになります。

最低限守らなければならない正語と正業には、5つの項目があります。その中で、生き物を殺さないことやお酒を飲まないことは、私た

図表4．　ヴィパッサナ瞑想において最低限必要なシーラ（道徳規範）

1．あらゆる生き物を殺さないこと（傷つけないこと）
2．盗みを働かないこと
3．性的非行をしないこと
4．自分を見失ってしまうようなもの（酒類など）を避けること
5．正しい言葉を使うこと

ちの日常生活を考えた場合、守るのが難しいものかもしれません。インドではベジタリアン料理が当たり前なので、動物を間接的に殺すことから離れることができます。しかし日本では、特に外食の時などは、どうしても魚や肉を食べてしまいがちでしょう。さらに、日本の社会において、お酒を飲む機会をすべて避けることは困難でしょう。だからといってできる範囲でと大きく構えていると、なかなか正語と正業を実行することはできません。そこで、まずは自分なりの規範を作ってしまうとよいのではないでしょうか。例えば、外食の時、やむをえない時は、魚は食べても良いことにして、肉は食べないと決めておく、とかです。酒席でも、お酒は飲まずウーロン茶などで押し通す。このように自分なりの規範を決めておけば、シーラに反する方向へ、ずるずると行ってしまうことはないでしょう。私自身、今ではお酒やタバコは一切たしなみません。食事に関しては、外食時にはある程度仕方ない部分を決めています。

もう1点、盗みを働かないという項目に関して、これは、ただ単に人から物を盗らないことを言っているのではありません。例えば、他人の時間や機会を奪うことなども禁止されています。したがって、親切心から友人や知人を助ける場合でも、その人が経験する機会を奪ってしまうことになるかもしれません。両親が子供をかわいがるあまり、すべてをやってあげることは子供の機会を奪うことになり、シーラの考えに反します。

以上、話してきたものは必要最低限のものです。シーラではこれら以外に、例えば性的非行ということでは、あらゆる性的行為をしないことがあげられていたり、正午以降は食事をしないことであったり、あらゆる装飾品を身につけないことが、ある特定の期間、たとえば10日間の集中コースの時などに要求されます（図表5参照）。

正命（Right Livelihood）

正命には、2つの項目があります。ひとつ目は、自分の仕事において、正語と正業の最低限必要な5つの項目に反することをしないということです。例えば、仕事だからといって動物を殺してはいけません。また、仕事が有利に進むからといって、嘘をついてはいけません。さらに、他人が5つの道

図表5．　10日間のヴィパッサナ瞑想におけるシーラ（道徳規範）

1．あらゆる生き物を殺さないこと（傷つけないこと）
2．盗みを働かないこと
3．性的活動を一切しないこと
4．自分を見失ってしまうようなもの（酒類など）を避けること
5．正しい言葉を使うこと
6．正午以降に食事をしないこと
7．感覚を刺激する娯楽を行わないこと
8．装飾品を身につけないこと

徳規範を破ってしまうような、それを助けてしまうような行いをしてはいけません。例えば、動物の毛皮を購入することは、直接的に動物を殺してはいませんが、誰かにそれをさせているのです。また、酒類を販売することは、自分はお酒を飲まないにしても、誰かがお酒を飲むことで、それに依存してしまうような状況を作る手伝いをすることになるかもしれません。同様に、銃器や武器などの販売も正命に反する行為になります。

私たちは、社会の一員です。したがって、社会に貢献するような仕事をして生活していかなければなりません。自分のことだけを考えて仕事をしていくようでは、社会の一員として暮らしていく資格がないのでしょう。社会の一員として意識して、自分および他の利益になるような仕事をして生活をしていく、それが正命です。

サマディ（Samadhi）

シーラは、私たちの行動についての道徳の実践でした。しかし、いくら道徳を実践しようとしても、心に問題を抱えていてはそれもできません。お酒やタバコが体によくないとわかっていても、ついつい飲んだり吸ったりしてしまうというのは、心に何らかの問題を抱えているからでしょう。これから紹介する、サマディとパンニャは、それぞれ集中力と英知を養うものです。これにより、心の問題に対応していきます。

サマディは、集中力を高めていくことです。別の言い方をすると、心の平静を保つ訓練をするのです。サマディには3つの項目があります。正精進、正念、そして正定です。ではそれぞれについて、内容を少し詳しく見ていきましょう。

正精進（Right Effort）

正精進は、心の問題を解決するために最初に実行しなければならないことです。これは、心をひとつのことに集中し、固定し、それを維持する訓練です。正精進を実行するために、仏陀はひとつの瞑想法を指導しています。それが、呼吸に意識を集中させる、アナパナといわれる瞑想法です。

呼吸というのは、誰もが簡単にコントロールできます。ですから、呼吸を意識することは誰にでもできるのです。アナパナ瞑想法では、吸う空気が鼻の穴から入ってくる時の感覚、そして、吐く空気が鼻の穴から出て行く時の感覚を意識するというものです。これを続けて訓練することで、集中力が研ぎ澄まされていきます。

これは呼吸法ではありません。意識の訓練です。したがって、呼吸を制御しようとする必要はなく、通常の呼吸で構いません。重要なのは、意識を向け続けることです。これは一見簡単そうですが、慣れるまでは難しいかもしれません。最初のうちは、うまく集中できるかもしれませんが、しばらくすると心があちらこちらに動き始めるのです。

この訓練を始めるとすぐにわかることがあります。それは、心というのはなんと制御するのが難しいかということです。普段、私たちは心の動きについて意識することはあまりありません。心を自由に、悪く言えばほったらかしにしたままなのです。通常、私たちは、集中力のかけらもないような状態でいると言わざるを得ません。

アナパナ瞑想を始めると、足が痛くなったり、体がかゆくなったり、いろんな考えが浮かんだりと、すぐに心が暴れ始めます。それでも、意識を鼻の感覚に戻し、忍耐強く意識を向け、固定し、維持しなければなりません。この訓練を続けることで、今までの心の悪い習慣を正し、自分が心の主人となり、それをコントロールできるようになっていきます。心の言いなりになっていては、いつまでたっても本当の幸せをつかむことはできません。

このアナパナ瞑想の訓練を、忍耐強く繰り返し続けていき、心を制御すること、意識を1点に集中させて維持できるように訓練すること、これが正精進です。

仏陀は、正精進について、4つの事柄を述べています。それを図表6に示したので参照してください。アナパナ瞑想法を実践することで、これら4つの正精進の項目を訓練することができるのです。

正念（Right Awareness）

アナパナ瞑想法で呼吸を観察することは、正念の訓練にもなります。正念は、簡単に言えば現実を正しく認識する訓練をすることです。別の言葉では、今を生きるようにすることです。今を生きることは、一見ごく当たり前のことのように感じられます。多くのかたが「もちろん、私は今を生きているよ！」と言われるかもしれません。しかし、本当に私たちは今を生きているのでしょうか。次に進む前に、少し考えてみてください。「今を生きる」とはどういうこ

図表6．　正精進4つの項目

1．悪や不健全な状態が出てくるのをとめる
2．もし、それらが出てきたときには、それらから離れる
3．健全な状態を生み出すように努力する
4．横道にそれることなく、健全性を維持し、成長と完成を開発し、達成するようにする

とかと……。

苦しみが無知からやってくるという仏陀の考えは、すでにお話しました。無知は、反応することからやってくることも述べました。では、なぜ私たちは物事に反応してしまうのでしょうか。それは、自分が今何をやっているのか正確に理解していないからなのです。私たちは、本当の現実をしっかり把握できていないのです。こんなことを書くと、反発を招くかもしれません。「私たちは何をしているか正確に理解していない」、そして「私たちは現実をしっかり把握できていない」とは、どういうことなのか、と。けれども心という観点から見れば、理解していただけるのではないでしょうか。

正精進のところですでに見てきましたが、私たちの心というのは、制御不能なものなのです。皆さんも瞑想をやってみると、このことにはっきり気づくことができます。たとえ5分間でも、私たちはじっと動かずに、何も考えずにひとつのことに集中することができません。瞑想をしたことが無いかたは、今すぐに5分間瞑想をしてみてください。心を動かさないで、1点に集中できるかどうか試してみてください。たぶん、たった5分間でも心を制御するのがいかに難しいか、わかっていただけると思います。

心というのは、放っておくと次々に幻想や妄想を描き始めます。また、過去の良い思い出や悪い思い出を呼び起こしたり、将来について好き勝手に考えたりします。これらは、皆さんにも心当たりがあるのではないでしょうか。

何をしているのか理解していないというのは、実際に何かをしていても、心が勝手にあちこちに動いているので、その実際にやっていることに集中できていない状態のことを言っているのです。例えば食事をしている時でも、心は明日の予定や食後のことなど、次から次へと妄想をしてしまいます。そうすると、何かを食べていても心ここにあらずで、何を食べているのか正確に理解していないのです。結局は食事していないのと同じことになってしまいます。

ひとつ皆さんに質問です、昨日の晩御飯は何を食べましたか。すべてを正確に、直ちに思い出せる人が何人いるでしょうか。1週間前の食事についてはどうですか。思い出せる人はほとんどいないのではないでしょうか。

このように、私たちは実際には、現実に生きていないのです。少し極端な言い方になりますが、何をやっているのかも実際にはわかっていないのです。これは、驚くべき事実です。私はこのことがわかった時、愕然としました。「いままでの私の人生は何だったんだ」と率直にそう思いました。現実には生きておらず、ずっと妄想の世界に住んでいたようなものなのです。皆さんも、今すぐそのことに気づいてください。そして現実を直視し、今を生きましょう。これが、正念です。

正定（Right Concentration）

一瞬一瞬に意識を集中させる訓練である正念を行い、その集中力をできるだけ長く持続させることが、正定です。私たちが普段生活する中で、すごい集中力を発揮する場面が時々あります。子供がテレビゲームに夢中になるなどは、その一例でしょう。日本語で「釘付けになる」といった表現がありますが、これなどはまさしく集中力を発揮している時に使われる言葉です。

このように、日常生活においても知らず知らずのうちに集中力を発揮しているような出来事もあります。しかし、それらは正定とはまったく異なったものです。正定でいうところの集中力は、私たちが日常生活で用いている集中力とは、その方向、対象が完全に違っています。正定でいう集中力とは、苦しみから解放され、本当の自由を得るための集中力です。すべての執着、すべての渇望や嫌悪、そして、すべての空想から抜け出すための集中力のことを言っています。これは、アナパナ瞑想によって養うことができます。

アナパナ瞑想によって集中力が養われると、非常にリラックスし、幸せな気分になります。さらに、体中にエネルギーがあふれ出るようになります。呼吸が少しずつ変化していきます。よりやわらかく、規則正しく軽く、そして浅くなります。呼吸をしているのかしていないのかわからない感じになっていきます。心が完全に平静を保っていると、体もそれに従って静かになります。代謝が下がり、酸素がそれほど必要ではなくなります。

集中力の養成方法は、アナパナ瞑想以外にもたくさんあります。例えば、ひとつの言葉を連呼したり、ある視覚イメージを使ったり、あるアクションを繰り返し行ったりするものがあります。これらの方法は、ある一定の効果はあるかもしれません。しかし、一時的、表面的なものに限られ、心の潜在部分へ届くことはありません。根本的な問題解決にはならないのです。

実際に仏陀は、集中力養成のための様々なテクニックを試し、最高レベルの集中力を得ることができました。それでも、彼は満足することができなかったのです。なぜなら、最高の集中力を獲得しても、さらに心の奥底に、不純な部分が残っていると感じていたからです。ご存知のとおり、その後仏陀は自力で心の奥底まで純化する方法を見出し、完全な悟りを得たのです。この方法については次のパンニャの項目で紹介します。

私たちは自分自身の本当の現実を吟味し、苦しみを引き起こす根源をなくすために集中力を養わなければなりません。このことが、正定です。

以上、シーラとサマディの項目を見てきました。シーラとサマディについて、これは仏陀のオリジナルのものではありません。仏陀は、悟りを得る前に、インドにおけるあらゆる修行を重ねてきました。そして、サマディにあたる集中力を高める瞑想法も二人の師匠より学び、驚くべき速さですべてを習得してしまいました。しかし、それでも完全な悟りを得ることができませんでした。その後仏陀は、彼独特の方法・考え方を見つけました。それが次に紹介するパンニャです。これは、ヴィパッサナ瞑想の中心部分にあたります。

シーラとサマディは、必要不可欠なものです。まずそれらを実行することにより、パンニャへと進んで行くことができるのです。シーラとサマディ無しに、パンニャを実行しても、本当の意味での自由を獲得することはできません。

パンニャ（Panna）

シーラとサマディは、仏陀のオリジナルではなく、その当時のインドにすでに存在していたと述べました。それらは実際に効果を発揮するもので、心は静かになり、幸せを感じることができます。しかし、そうして達成されたものでも十分ではなく、苦しみからの完全な解放にはなりません。完全には自由ではありません。シーラとサマディだけでは、心の根本部分、深い部分の不純さを滅することができないのです。

パンニャは、智慧、英知のことです。パンニャを訓練することにより、心の奥底の潜在的な部分を掘り起こし、不純さを消すことができます。最終的にすべての苦しみから解放されるのです。これは、仏陀が発見した独自のもので、ヴィパッサナ瞑想それ自体といっても良いくらい重要なものです。パンニャ、智慧の訓練には２つの項目があります。正思と正見です。

正思（Right Thought）

ヴィパッサナ瞑想を始める前に、すべての思考が止まっていなければならない、ということはありません。意識が集中できているのであれば、思考がどこかに存在していても、瞑想をスタートすることができます。

呼吸に意識を集中する訓練では、思考は残っていても思考のパターンが変化していきます。嫌悪や渇望の考えが静まり、心が落ち着いた状態になります。これでいつでも、ヴィパッサナ瞑想を開始することができます。これが正思です。正思は、正見への準備です。

正見（Right Understanding）

正見は、本当の智慧のことを指します。私たちは、私たち自身の真実を知らなければなりません。同様に、表面的なものではなく、物事の真実のありようを知らなければならないのです。

智慧には3つの種類があります。ひとつは、本を読んだり、または人から聞いたりした智慧です。2つ目は、本から得た智慧を、そのまま鵜呑みにせず、本当に良いものなのか、正しいものなのかを、自分なりに調査評価します。そして、それらが確かに素晴らしいものだとわかった後、受け入れることによって得られる智慧です。

3つ目は、自分自身の経験から得られる智慧です。ひとつ目と2つ目の智慧は、確かに有益ではありますがあくまで補助的なものです。ヴィパッサナ瞑想においては、3番目の智慧のみを必要なものと考え、それによって苦しみから自由になれる道が得られるとしています。

いくら多くの本を読んでも、いくら多くの著名人の講演を聴いても、それらは助けにはなりますが、自分自身で瞑想を実践するなどの経験がなければ心を本当の自由へと解放することはできません。ヴィパッサナ瞑想を実際に行うことで、正見を得て真実の道へと進むことができます。

ヴィパッサナ瞑想とヨガ（仏陀とパタンジャリ）

ヨガを学ぶ誰もが参考にする基本的教えとして、パタンジャリのヨガスートラという本があります。ヨガというと、私たちが最初に思い浮かべるのは、アーサナと呼ばれるいろんなポーズでしょう。しかし、そのアーサナはヨガのほんの一部分にしかすぎません。ヨガスートラでは、アーサナよりも先に基本的項目として、ヤマ、ニヤマという道徳規範が上げられています。ヤマ、ニヤマにおいて自分自身に対する、また自分以外のものに対する道徳的活動を守るべきであると述べているのです。これについては、ヴィパッサナ瞑想のシーラと共通する部分です。後ほど比較して見ていきます。

ヨガとは何なのでしょうか。サンスクリット語でヨガとは、結合（Union）を意味し、体、心、そして精神の結合であると考えられます。そして、パタンジャリは、ヨガスートラの中で、〝Yoga is the control of thought waves in the mind（Patanjali Yoga Sutaras, Swami Prabhavananda, Sri Ramakrishna Math Printing press）〟と示しています。私たちが生活している中で、様々な考えがとめどなく流れてきますが、それらを制御することがヨガであると言っているのです。

さらに、「ヨーガ根本教典」（佐保田鶴治著　平河出版社）によると、ヨガという行法の本質は、心の本性であるとりとめのない動きをしっかりと抑えつけて、動かないようにすることにあると言っています。これらはヴィパッサナ瞑想と同じことを言っており、非常に興味深いものです。ヴィパッサナ瞑想も、実践することで現実をよりリアルに体験し、よけいな考えが起こらないように心をコントロールすることを主眼においています。本来のヨガとは、様々な解釈の仕方はありますが、心を制御するための技術であると考えて良いのではないでしょうか。結局、ヨガとヴィパッサナ瞑想は方法は違っていても同じことを達成しようとしているのです。

パタンジャリのヨガスートラには、心を制御するための方法として、実践（Practice）と無執着（non-attachment）が上げられています。さらに、実践の具体的方法として8つの案が提示されています。興味深いことに、執着しないことはすでに述べてきたようにヴィパッサナ瞑想においても中心的な考えになっているものです。次に、8つの実践方法を見ていきましょう（「インテグラル・ヨーガ　パタンジャリのヨーガ・スートラ」参照　スワミ・サッチダーナンダ著　伊藤久子訳　めるくまーる）。

パタンジャリの8つの実践方法とは、1．ヤマ（禁戒）、2．ニヤマ（勧戒）、3．アーサナ（坐法）、4．プラナヤマ（調気）、5．プラティアハラ（制感）、6．ダラナ（集中）、7．ディアーナ（瞑想）、8．サマディ（三昧）です。

まず、ヤマ（禁戒）とニヤマ（勧戒）について、これらはいずれも私たちが生活していく上での心得や心がけといったものです。ヤマは、こういうことはしてはいけないという禁止事項が挙げられており、一方、ニヤマでは、こういうことを積極的に実践していきましょうという行動規範が述べられています。

アーサナは様々なポーズのことですが、一つの考え方としては長時間の瞑想に耐えることができるよう心と体を鍛えるために開発されたものです。プラナヤマは、呼吸によってプラーナという一種のエネルギーをコントロールしようとするもので、単なる呼吸法とは違います。プラーナを制御することで、自然に心をコントロールすることができると考えられています。

プラティアハラ、ダラナおよびディアーナは、3つあわせて大きく見て瞑想関連と考えることができます。瞑想を実践することで、物質的なものの無常を智慧として獲得し、それらに心が縛られないようにし、さらに集中力を養っていきます。そして、最後のサマディ（三昧）は厳密には違いますが、仏教で言うところの悟りと考えるとわかりやすいでしょう。それは、集中力が最高潮に達した状態です。悟りと同じように、実際に体験してみないとわからないもののようです。ヨガでソーハム（I am That.）というマントラがありますが、サマディとは、まさしくソーハム「私はそれである」といった実感なのかもしれません。

以上、パタンジャリの8つの項目を見てきましたが、ヴィパッサナ瞑想のシーラ、サマディ、パンニャと多くの共通点があることにお気づきになったのではないでしょうか。例えば、正業については、ヤマのアヒムサ（非暴力）、アステヤ（不盗）、ブラハマチャリャ（禁欲）、そしてニヤマのシャウチャ（清浄）が対応していると考えることができます。さらに、正命については、ヤマのアパリグラハ（不貪）およびニヤマのサントーシャ（知足）が当てはまりそうです。

ヴィパッサナ瞑想においてもヨガの教えと同じように、まずはシーラという道徳的項目の遵守が大切になっています。例えば、「正業」と「正語」に関連して、シーラにおいて守らなければいけない項目のひとつとして、行動のみでなく、言葉においても、他を傷つけるようなことはしてはいけないということがあげられています。

この他人を害さないというシーラの例は、面白いことにパタンジャリのヨガスートラにおけるヤマのひとつの項目である、「アヒムサ」とまったく同じことを言っています。他を殺すことだけでなく、傷つける行為も禁止されています。さらに、シーラの「正業」の項目で出てきましたが、盗みをしないこと、また性的非行を行わないことも、ヨガスートラのヤマに出てくる項目とまったく同じです。

パタンジャリは、仏陀より約500年後の人だと考えられています。ある説によれば、パタンジャリは、ヨガスートラを作るにあたり、仏陀の教えを参考にしたとも言われています。両者の教えを比較すると、この説はあながち間違っているとはいえません。仏陀の教えがヨガの基礎になっているとは、とても面白いことです。急にヨガがとても身近な存在になってきたように思えます。ヨガと仏教、2つの異なったものが、2500年の時を経て、ひとつになろうとしているようです。

仏陀は、真実はひとつだけだと言っています。この世の中を形作っている、本当の真実はそんなに多くあるわけがありません。たったひとつなのです。どんな宗教にしても、どんな哲学にしても、その表現方法がたくさんあるため、私たちは時々混乱することがあります。どういう方法でそのひとつの真実に向かって行くかは、人それぞれでしょう。何を信じようと、人それぞれだと思います。ただ、ひとつ忘れてはいけないのは、本当の真実はたったひとつだということです。仏陀は、そのことをダンマと呼びました。ダンマは、宗教でも哲学でもありません。この世の中に厳然と存在する自然の法則です。

第3章　人生が変わる瞑想法の実践

第1部　ヴィッパッサナ瞑想の実践

ヴィッパッサナ瞑想は、瞑想者が実践しやすいように、ステップ・バイ・ステップで訓練を積んでいくことができるようになっています。私が参加した10日間のトレーニングにおいても、最初の3日間で呼吸を意識するアナパナ瞑想法を学び、その後ヴィパッサナ瞑想を実践していきました。そして、その日その日でやることが少しずつ違っており、何度もくじけそうになりながらも、新しい試みを実行できるということで興味も持続しました。結果として、なんとか最後まで続けることができました。このステップ・バイ・ステップによるトレーニングは非常に良く考えられていると思いました。

ヴィパッサナの意味は、「見る」ということです。しかし、一般的な意味での何か物を見ることではなく、特別に見ることを意味しています。その特別というのは、自分自身の中にある現実を観察するということです。これは、私たちが持っている感覚を使うことによって行われます。この技術は体系的なものであり、感覚の冷静な観察によるものです。この観察が私たちの心と体のあらゆる現実を解き明かすことになります。

肉体的な感覚は心と密接に関係しており、心の現在の状態をつぶさに表しています。したがって、体の感覚を観察することは、心の状態を観察していることになるのです。感覚というのは、私たちの潜在的な部分を表出させるのに欠かせないものです。感覚は常に起こっています。心と5つの感覚器官が、対象と接触することで感覚が起こります。日常生活の中では、私たちはすべての感覚を認識することができません。常に起こっている感覚のなかでも、非常に強いものだけを認識しています。しかし、訓練をすることで、意識的にすべての感覚を経験することができるようになります。

ヴィッパッサナ瞑想においては、ただ体の感覚を観察するだけです。私たちは、ただ機械的に、意識を頭のてっぺんから足のつま先まで、順番に動かしていくだけです。その時に注意しなければならないのは、特別な感覚を求めてはいけないということです。例えば、気持ち良いという感覚をどこかに探したりなどしてはいけません。さらに、痛みなど、心地よくないものを避けるようなこともしてはいけません。

いろんな感覚が起こってくるでしょう。暖かい感覚や冷たい感覚、重い感覚や軽い感覚、かゆみや痛み、震え、緊張、などです。いかなる感覚が起こっても、客観的にただ観察していくだけです。

様々な感覚が起こりますが、その原因は関係ありません。大切なのは、意識を向けた時にその体の部分に感じる感覚に気づいているかどうかです。ヴィッパッサナ瞑想を始めて間もないころ、体のある部分について感覚を感じることができても、また一方で、他の部分についてはまったく何も感じない、ということがあるでしょう。これは、私たちの意識する能力がまだ十分に開発されていないからです。したがって、比較的感覚がはっきりしていて強い部分ではそれを感じることができますが、微妙な弱い感覚については、まだ感じることができないのです。しかし、トレーニングを根気よく続けていけば、次第に微妙な感覚も認識することができるようになります。

体のあらゆる部分に注意を向け続けます。そして、最終的には体に起こるすべての感覚を感じることができるようになるでしょう。正確な順序で、体全体に意識を動かしていきます。よく感じることができる部分だけでなく、何も感じられない部分についても同様に意識を向け続けていくのです。集中力が養われてくると、体のいろんな部分に意識的に注意を向けることができるようになっていきます。

意識を呼吸にのみ集中させるアナパナ瞑想において、練習を始めるころは、呼吸も不規則で重いかもしれません。しかし、上達してくると呼吸が徐々に静まり、細かくなっていきます。同様にヴィパッサナ瞑想においても、最初は荒っぽい感覚、気持ちの悪い感覚などを感じることが多いかもしれません。さらに、強い感情や、ずっと忘れていた記憶などが痛みとともに起こってくるかもしれません。

トレーニングを邪魔する様々なことが起きてくるでしょう。もし、意識を向け続けるのが難しいようなら、いったん、ヴィパッサナ瞑想は中止し、アナパナ瞑想に切り替えても良いでしょう。呼吸にのみ意識を向け、心を落ち着け、集中力を再度取り戻すのです。そして、ヴィパッサナ瞑想を新たに始めます。

なかなか集中できないことはよくあることです。これは悪いことではなく、ヴィパッサナ瞑想での進歩のひとつの証なのです。根気よくさらに続けていけば、徐々にこういった反応もおさまり、落ち着いた状態を取り戻すことができるでしょう。そして、さらに訓練を続けていけば、最初のうちに感じていた雑な感覚から、安定した微妙な感覚へと変化していくのがわかるでしょう。そして、最終的には、単なる振動を感じるようになります。

ここで、感覚について、再度注意すべき点ですが、それが、気分の良いものであれ悪いものであれ、強いものであれ微妙なものであれ、安定したものであれ不安定なものであれ、瞑想自体とはなんの関係もないということです。したがって、いかなる感覚が起こってこようと、決して喜んだり、残念がったりしてはいけません。何が起ころうと気にしないようにしてください。繰り返しになりますが、客観的に感覚を観察するだけなのです。

アニッチャ（Anicca）

ヴィパッサナ瞑想を続けていくと、体験として気がつくことがあります。それは、すべての感覚は常に変化していくということです。体のあらゆる部分に、常に感覚が起こります。そして、それらは変化していきます。これは、心とその対象に関する自然の法則で、アニッチャといいます。すべてのものは生まれ、そして消えていくのです。

体の感覚だけでなく、心に起こったものもアニッチャであり、必ず変化し、消えていきます。私たちの実態は、しっかりした確実なものではなく、非常にはかないものなのです。私たちが信じている「私」といったものは、実際には存在しないことがわかります。「私」というのは、常に変化する進行状態の組み合わせに過ぎません。川の流れのようなもので、一瞬一瞬変化しており、今の瞬間の川と、次の瞬間の川は別のものです。流れ全体として川になっていますが、実際にそこにとどまり存在している川はありません。ヴィパッサナ瞑想により、アニッチャを実体験として理解することができれば、私たち自身に素晴らしい変化がおこり、自然に人生が変わっていくでしょう。

アナッタ（Anatta）

アニッチャのところですでに述べましたが、ヴィパッサナ瞑想を続けていくと、体験として、すべてのものは生まれ、そして消えていくという無常性が理解でき、それと同時に、私、自分というものは確固としたものではなく、ひとつの流れに過ぎないことがわかります。この、私たちが思っているような私という確実なものは無いということを、アナッタと呼びます。

私たちは、私というものに強い執着をもっていますが、実は私というものは実際には無く、私たちが勝手に、私というものを作っているだけなのです。これは、すべてのものは生まれ、そして消えていくという自然の法則から明らかなのです。

アナッタというのは、わかりにくい考え方かもしれません。皆さんは「実際、私は今ここにいる」とおっしゃるかもしれません。そこで「私というのは、ここに今いる。はい、終わり」と考えをやめてしまうのではなく、ここに今いる私とは何なのか、と考えてみるといかがでしょうか。

「私とは何か」と考えていくと、あれっ、と不思議なところに行き着くかもしれません。私を定義しようとすると、すべてを外側に求めなければなりません。名前は○○で、生まれたのが○年○月○日で、仕事は○○をしていて、家族はと……。しかし、ではいったい、その私は何なのかという本質的な部分では、答えが出てこないのではないでしょうか。私というものがあるとしたら、外側にしかないのです。外側との関係性において、自分というものが成り立っているだけなのです。ぜひ、私とは何かについて、一度考えてみてください。それが、人生を変える一歩になります。

加えてもうひとつ、もっとわかりやすい考え方をお話しします。私の意見ですが、別に私というものがあろうが無かろうが、そんなものはあまり関係無いのです。

皆さんも多かれ少なかれ経験していると思うのですが、自分のためにではなく、誰かのために何かをやり、そして喜んでもらった時の、なんともいえない気持ち良さはどうでしょうか。これこそ、アナッタの本質だと思います。

他人に、何か役立つことによって得られる喜びは、自分と他人とは一緒なんだということを意味しているのではないでしょうか。他人も自分もありません。すべてはひとつと考えることができます。このように考えると、とても幸せだとは思いませんか。他人の成功を喜ぶ、他人の喜びを自分も感じる。自分が特に成功しなくても、喜べることはたくさんあります。自分も他人も一緒で、ひとつのものがあるだけなのです。

ダッカ（Dukkha）

私という確固としたものは無いにもかかわらず、私たちはその私に執着しています。私、私の体、私の家族、私の家などなど、数え切れないくらいの私を作っています。これらは、自然の法則によりすべて、いずれは消えていきます。消えていくものに固執することにより、苦しみが生まれます。それがダッカです。

以上、3つの関連する項目、アニッチャ、アナッタ、そしてダッカを見てきました。ヴィパッサナ瞑想をすることにより、これら3つの大変重要な事実を、実体験として理解することができます。そして苦しみを滅し、本当の自由を獲得することができます。人生がまるっきり変わることでしょう。

反応しないこと

いかなる感覚にも反応しないことは、非常に重要で価値があることです。心や体の感覚を認識していながら、それらに何も反応せず平然としていられるならば、その時、心は本当の意味で自由であるといえるでしょう。このプロセスをトレーニングすることにより、苦しみの原因である無知によって引き起こされる反応から遠ざかることができ、最終的に苦しみを滅し、心からの幸せを得ることができます。

瞑想実践の基本

集中力と平静さ、この2つは、そのままヴィパッサナ瞑想の基本と言ってもよいものです。ここでいう集中力とは、意識を体に向け、各部分の感覚を認識し続けることです。平静さは、心の落ち着きのことです。集中力と平静さ、どちらか一方が欠けてもヴィパッサナ瞑想とは言えません。両方が同時にそろっていなければなりません。

集中力がありながら平静さを欠くなら、体の各部分の感覚の認識はできますが、その感覚に対して、何らかの反応をしてしまうことになるでしょう。また、平静さを持ちながらも集中力を欠くならば、感覚をよく認識できないので、心は落ち着いているものの、それは表面的なところだけで、心の奥底では不純なものが渦巻いている状態でしょう。ヴィパッサナ瞑想を深めていくために、私たちは、この集中力と平静さを同時に養っていかなければなりません。

人生を変える瞑想法

仏陀の縁起説のところで、苦しみの原因は無知から来るということを学びました。そして、無知を消滅させることができれば、苦しみの原因が無くなり、私たちは本当の自由を獲得することができます。

ヴィパッサナ瞑想では、縁起の連鎖のなかで、無知によって引き起こされる感覚の反応の部分に直接的に働きかけます。感覚を利用することにより、無知を滅しようとしているのです。ただ感覚を観察することで、その感覚に反応しないようにする訓練を続けるのです。

このトレーニングを続けることにより、何らかの感覚に対して、好き、もしくは嫌いの反応が起こらないようになります。実際の生活でも、例えば、ある人から何か気に障ることを言われたとしても、それに対して反応しない、心の落ち着きができてきます。これがいかなる状況においても実践できるようになれば、私たちの人生は一変するでしょう。

私たちは、ちょっとしたことで勝手に思い悩み、自分で問題を作り出しています。これは、何かに反応することにより起こっています。したがって、今述べてきたように、物事に反応しなくなれば、それらを客観的に捉えられるようになれば、どれだけ楽に生きられるでしょうか。今まで自分勝手に作ってきた悩みが全部なくなってしまいます。自分が悩んでいたことが、嘘みたいになります。問題だと思っていたことが、実はなんでもないことのように、どこかへ消えてなくなります。ヴィパッサナ瞑想により、反応しないことを習慣にすることができれば、間違いなく人生がより良い方向へと変わっていきます。

瞑想実践まとめ

ヴィパッサナ瞑想を成功するためには、すでに述べた日常生活における道徳規範であるシーラ、集中力を養うサマディ、そして智慧を獲得するパンニャ、これら3つがすべて揃わなければなりません。仏陀は、この中でもパンニャの項目のひとつ、正見が非常に大切だと述べています。そして、正見が、第一に来るべきだと述べています。

正見を養うために、私たちは道徳的項目（シーラ）を遵守しなければなりません。そして次に、呼吸のみを意識するアナパナ瞑想により、集中力（サマディ）を養成することで、私たち自身の心と向き合います。さらに、体の感覚に意識を向けていくヴィパッサナ瞑想により、真実の智慧（パンニャ）を開発していくのです。このプロセスにより、初めて正見へと導かれていきます。

実体験として真実の智慧である正見を養うことができれば、また、その正見を基礎として、再度シーラ、サマディ、そしてパンニャのプロセスを経験していくことができます。

こうしたプロセスを繰り返していくことで、苦しみの根源である、渇望、嫌悪、そして無知から離れることができます。これにより、私たちの心が完全に純化されたならば、もはや他を害すること、また、そういったことを考えることさえもできなくなるでしょう。そして、私たちのすべての言葉、行動、生活が静かで落ち着き、平和で満たされたものになります。

この状況まで達成できれば、集中することがさらにたやすくなります。結果として、より深いところまで英知を開発していくことができるといった、よい循環に入っていきます。

シーラ、サマディ、そしてパンニャは、お互いを助ける関係にあります。私たちは、これら3つを同等に、また一緒に開発していかなければなりません。仏陀は、これらの関係を次のように述べています。正見から正思が起こり、正思から正語が起こる。正語から正業が起こり、正業から正命が起こる。正命から正精進が起こり、正精進から正念が起こる。正念から正定が起こり、正定から真実の智慧が生まれる。真実の智慧から、真実の自由が達成される（図表7参照）。最後に、ヴィパッサナ瞑想の実践の基本をまとめると、図表8のようになります。

図表７．　シーラ、サマディ、パンニャの関連性

正見（Right Understanding） ↓ 正思（Right Thought）	パンニャ（Panna）
↓ 正語（Right Speech） ↓ 正業（Right Action） ↓ 正命（Right Livelihood）	シーラ（Shila）
↓ 正精進（Right Effort） ↓ 正念（Right Awareness） ↓ 正定（Right Concentration）	サマディ（Samadhi）

Right Wisdom（真実の智慧）
↓
Right Liberation（真実の自由）

図表８．ヴィパッサナ瞑想実践・基本事項まとめ

１．アナパナ瞑想により、心を落ち着いた状態に保つ
２．体全体の感覚を、頭頂から足の先まで、順番に意識していく
３．体の細部にわたって、何度も意識を向けていく
４．いかなる感覚が起ころうとも、好き嫌いなどの反応をしてはいけない
５．ただ感覚を、観察するだけである
６．観察しているときは、心が落ち着いていなければならない
７．繰り返し、根気強く、練習していく

※上記は、ヴィパッサナ瞑想の基本となる項目で、全体のステップのすべてをカバーしているのではなく１部分です。

第2部　ヴィパッサナ瞑想講義

10日100時間のヴィパッサナ瞑想トレーニングでは、必ずその日の最後に、ディスコース（Discourse）と呼ばれる、ビデオテープでその日のまとめの話を聞く時間があります。ヴィパッサナ瞑想では、実践することに重点が置かれていますが、ディスコースにより、知識面からも仏陀の教えを理解することができるようになっています。重複する項目も出てきますが、以下に1日ごとのディスコースの内容を見ていき、ヴィパッサナ瞑想への理解をさらに深めていきます。

Day1　呼吸を出発点とする

1日目は、非常に困難な日になったでしょう。なぜなら、ほとんどのかたが長時間の瞑想が初めてであり、また、この種のトレーニングが初めてのかたもいるでしょう。したがって、慣れるまでに少し時間が必要です。

今日は、呼吸に意識を向ける瞑想法を行いました。ある言葉、マントラ、そして神の名前などを繰り返し唱えたり、また何か頭の中でイメージを作ったりしたほうが集中しやすいかもしれません。しかし、この瞑想法では呼吸だけに集中することが要求されます。自然な呼吸をし、それに集中するのです。

ヴィパッサナ瞑想の目標は、集中力を養うことではありません。それはひとつの段階で、最終的には、心を完全に純化することを目標としています。皆さんはこのコースに、どのようにしたら、平和で調和した暮らしができるようになるかを学びに来たのです。それを達成するためには、まず不調和というものを知らなければなりません。不調和というのは、私たちの内側にあります。したがって、自分自身の内側の真実を探検することから始めなければなりません。自分自身の心の、そして肉体の真実を理解するのです。そこにはたくさんの執着など、不純なものが埋もれているでしょう。

真実を実体験することは、必要不可欠なことです。呼吸が、その出発点になるのです。現実を体験するには、やはり現実から始めなければなりません。呼吸は、想像というあやふやなものではなく、私たちがコントロールできる明らかな現実です。しかも、誰もが簡単に使うことができるものです。呼吸は、私たち自身の真実を探索するための素晴らしい道具なのです。

今日、第1日目には、呼吸のみを観察するように教わりました。そしてそれは同時に、心をも観察することにつながっているのです。なぜなら、呼吸の状態というのは、心と密接に関係しているからです。何らかの不純さが心に浮かんだならば、呼吸が直ちに乱れてくるでしょう。したがって、呼吸は体だけでなく、同時に心をも含む現実を探索するのに役立つのです。

心というのは、すぐに現実から逃げようとします。過去のことを振り返ったり、また未来のことに思いをはせたりします。しかし、当たり前のことですが、私たちは今しか生きることができません。いつも過去や未来のことを考えていては、今という現実に生きていないことになります。

呼吸に意識を集中する、鼻から空気が入ってきて、そして出て行くことに集中する。これは、まさに現実を体験することです。これにより、心を現実に集中させているのです。今日学んだ第1段階は、心を今という時に維持し、どのように今、現実に生きるかを学ぶことでした。

Day2　八正道（シーラ、サマディ）

2日目が終了しました。1日目より良くなっているが、まだ慣れないことも多いでしょう。瞑想中でも心は落ち着かず、イライラすることも多いでしょう。しかし、辛抱強く続けていかなければなりません。練習を続けていくことが、ヴィパッサナ瞑想成功の鍵なのです。誰もあなたの代わりに瞑想を行ってくれる人はいません。あなた自身が実践し、ダンマ、自然の法則を習得しなければなりません。

ダンマへの道は、八正道の実践です。八正道は3つの部分で構成されています。シーラ、サマディ、そしてパンニャです。シーラは、不健全な行動や言葉を慎む道徳性のことです。サマディは、心を制御する有益な活動のことです。シーラとサマディを実践することは、とても役に立ちます。しかし、心に溜まったすべての不純なものを取り除くことはできません。したがって、3つ目のパンニャが必要になります。パンニャは智慧、英知の開発です。これにより、完全に心を純化することができます。

Day3　八正道（パンニャ）

3日目が終了しました。明日の午後からパンニャへと進んでいきます。シーラの実践は、サマディを導きます。そしてサマディにより、パンニャが生まれます。パンニャは、不純なものをすべて取り除き、完全な悟りへと導いてくれます。

パンニャで最も大切なことは、アニッチャ、アナッタ、そしてダッカを体験として理解することです。これら3つの理解が深まれば、それらの智慧が日常生活の中に現れてくるでしょう。見かけ上の現実だけでなく、本当の、根本の現実を見ることができるようになるでしょう。

多くの幻想が、見かけ上の統合された現実によって作り出されています。例えば、肉体的な美しさについて、それはすべてが統合された状態ではじめて美しいといえます。ひとつひとつの部分を切り離して見ても、それはとても美しいとはいえません。例えば体から腕だけを切り取ってみても、それは美しいとはいえません。肉体的な美しさというのは、表面上のことだけで、真実ではありません。

明日の午後、ヴィパッサナ瞑想のトレーニングを始める時に、パンニャの最初の段階に入ります。しかし、すぐに体中の細胞の微妙な感覚が現れ、また消えていくのを感じることができる、とは考えないでください。訓練を続けることで、微妙な部分を感じることができ始め、心と物質の真実が理解でき、最後に、心と物質を超えたところの究極の真実へと至るのです。

この目標を達成するためには、自分自身で実行していかなければなりません。瞑想の基本となるシーラを、根気強く実践しなければなりません。明日の午後3時までは、アナパナ瞑想の訓練を続けます。鼻に入ってくる息、そして出て行く息をただ観察するのです。これにより心を鋭くしておけば、明日ヴィパッサナ瞑想を始めた時、深いレベルまで入っていくことができ、そこに隠れた不純なものを削除することができるでしょう。

Day４　ヴィパッサナ瞑想実践Q&A

４日目は非常に重要な日です。体の感覚により、自分自身の真実を探索し始めるのです。以前は無知のため、これらの感覚が苦しみの原因となっていました。しかし、感覚は苦しみをなくすための道具にもなるのです。今日は、体の感覚を観察すること、そして心の平静さを保つことを学び、本当の自由への第1歩を踏み出します。

質問1．「なぜ、体の感覚に、順番に注意を向けていかなければならないのか。そしてなぜ、その順番なのか」

どの順番なのかというのは、あまり重要ではありません。順番に観察していくということが大切です。これは、体のすべての部分を漏れなく観察しなければならないからです。したがってその順番については、もっともやりやすい順序で、頭のてっぺんから足のつま先まで意識を進めていけばよいでしょう。順番ではなく、体のあらゆる部分を、余すことなく観察することが大切なのです。

もし体のある部分で、何も感じない時は、そこに意識を1分間くらいとどめておきます。実際には感じることができていないだけで、その部分には必ず感覚があるはずなのです。体のすべての部分に感覚があります。ただ、微妙な感覚の部分は、感じるのが難しいだけなのです。

何も感じない部分にとどまる時、ある種の感覚、刺激を求めてはいけません。心の調和を失うことになるからです。心の調和を保つことにより感覚が研ぎ澄まされ、微妙なものでも捉えることができるようになります。

もし、1分間が過ぎてもその部分に何も感じることができなければ、次の部分へ進んでください。そして、次の回にそこに戻ってきた時、またその部分に1分間とどまります。それを繰り返していけば、いずれはその部分に何らかの感覚を感じることができるようになります。同様に、体のすべての部分に、感覚を感じることができるようになります。

質問2.「意識を体のある部分に向けている時に別の部分で感覚が起こった時、その感覚へ意識を向けるべきなのか」

いいえ。決められた順番で、意識を動かしてください。順番が回ってきた時のみ、その部分に注意を向けてください。決して、順番を無視して、ある部分から別の部分へと、飛んで行ってはいけません。

質問3．「頭のてっぺんから足のつま先まで意識を動かしていくのに、どのくらいの時間をかければよいか」

どういう感覚かによって違ってきます。もし、感覚が鋭く研ぎ澄まされており、意識を向けるとすぐに感覚を感じることができるなら、すぐに、次の部分へ移ることができます。これが、すべての体の部分で可能であれば、10分ほどで1ラウンドを終了することができるでしょう。しかしこの段階では、あまりにも早く意識を動かしてしまうのはよくないでしょう。また、もし感覚がすこし鈍いようならば、全体で30分から1時間くらいは必要かもしれません。どのくらいの時間をかけるかは重要ではありません。状況にあわせて、じっくりと、根気よく続けていきましょう。

質問4．「1度に意識を向ける体の部位の範囲はどのくらいがよいか」

5～10センチくらいの範囲に意識を向けるのが良いでしょう。もし感覚が鈍いようならば、最初は大きな範囲、例えば顔全体に意識を向け、徐々にその範囲を狭めていくこともできます。

質問5．「体の表面だけでなく、体の内部の感覚も感じるべきか」

時々、ヴィパッサナ瞑想を始めてすぐに、体の内部の感覚を、感じることができるかたもいます。また、体の表面の感覚のみ感じるというかたもいます。もし、感覚が体の表面のみしか感じることができないのであれば、体の表面すべての感覚を感じることができるようになるまで観察を続けます。体の表面すべての部分での感覚を得ることができるようになれば、次に体の内側へと移っていきます。しかし最初の段階では、体の表面のみの感覚を感じることができればそれで十分です。

質問6．「感覚とは何か」

肉体のレベルで感じたもの、すべてが感覚です。それが心地良いものであろうが、よくないものであろうが、鈍いものであろうが、鋭いものであろうが、すべてが感覚です。その感覚が起こる原因は関係ありません。感覚があるという事実が重要です。過去には、気持ち悪い感覚を追いやり、心地良い感覚を引き寄せようとしたかもしれません。今はその感覚に対して何らかの判断を下すことなく、客観的にそれを観察するだけです。選択の余地はありません。自然に起こった感覚をすべて受け入れるのです。

もし、何か特別な感覚を探し始めると、困難な状況におちいる場合があります。結果として、ヴィパッサナ瞑想での上達は望めません。この技術は、何か特別なものを経験しようとするものではなく、いかなる感覚にあおうとも平静さを保つことが大切なのです。

過去に、同じような感覚を感じたことがあったかもしれません。しかし、その時は意識的にそれらに気づいておらず、無意識に反応してしまっていたでしょう。今は肉体レベルで起こることすべてを感じつつ、心の平静さを保つために気づくことと、反応しないことを学んでいるのです。

Day5　四諦（The Four Noble Truths）

5日目が終了しました。残すところあと5日間です。ヴィパッサナ瞑想の技術を十分に理解した上で、残りの期間、一生懸命訓練に励みましょう。

呼吸のみを意識するアナパナ瞑想から、体全体の感覚を意識するヴィパッサナ瞑想へと進んできました。この訓練を始めた当初、痛みや苦痛、気持ち悪さ、こわばりなどといった、好ましくない感覚を感じていたかもしれません。また、過去にもそういった感覚を持ったことがあるかもしれません。しかしその時は、心の習慣により、それらの好ましくない感覚にすぐに反応し、苦痛を呼び寄せ、イライラしていたのではないでしょうか。今はもう感覚に反応することなく、それをいかに客観的に観察するかを学びました。

ヴィパッサナ瞑想をするために、非常に重要な四諦という仏陀の教えがあります。それを見ていきましょう。四諦のひとつ目は苦諦です。それは、苦しみがあることを受け入れることです。あらゆるところに苦しみが存在します。これは普遍的な法則です。もしそれらに反応することなく観察を始めると、その苦しみの原因が何なのかがはっきりとわかるようになります。それが四諦の2番目の集諦です。

さらに、その原因を消滅させることができたなら、苦しみが消えてなくなります。それが3番目にあたる滅諦です。そして、この原因を消滅させる方法が道諦です。

以上のように苦しみを認めること、苦しみには原因があること、苦しみの原因を滅することができること、その滅するための方法があること、これらが四諦であり、苦諦、集諦、滅諦、道諦からなります。

ヴィパッサナ瞑想によって、あたかもそれが自分のものではなく、他人のもののように、その感覚に反応することなく観察を続けることを学べば、徐々に苦しみから遠ざかっていくのがわかるでしょう。

人生では、起こってほしいことが起こらず、起こってほしくないことが起こるといったことが度々あります。このことをただ頭の中だけで理解しても、状況は何も変わりません。仏陀が実際に行ったように、鈍い明らかな現実から、より微細な、そして最も繊細な現実へと、体の中を観察し始めなければなりません。仏陀は、次のことを発見しました。喜ばしい感覚を維持しようとしても、もしくは気持ち悪い感覚を避けようとしても、渇望が生まれてしまった時は、それを満足させることはできない。そして苦しみが生まれる。

生まれてきたからには、病気、老い、死など、避けることができない苦しみがあります。では、なぜ生まれてくるのでしょうか。それは、宇宙全体を含む果てしない生成のプロセスのためです。たとえ死をむかえても、このプロセスは止まりません。肉体は滅びても、意識は別の物質構造と結びつき、この流れが続き、生成がやってきます。では、なぜ生成が起こるのでしょうか。それは、執着が原因です。

ヴィパッサナ瞑想を行うにあたっては、過去からの、また未来への生まれ変わりなどを信じる必要はありません。現在が最も大切なのです。とにかく残りの5日間、精一杯訓練を続けていきましょう。

〈瞑想実践コラム①：４つの執着〉

苦しみの原因である執着には、４つの種類があります。ひとつ目は欲望、渇望です。心の中で欲望が起こった時はいつでも、肉体的な感覚を伴います。欲望が満たされると、その肉体的感覚も消えます。そして、また感覚が生じ、新たな欲望を生み出します。これにより、欲望を満たすことへの依存が始まり、多くの苦しみをもたらす結果となります。

２番目の執着は、「私」「私のもの」への固執です。私への批判や、私を害することに対しては、耐えることが難しいでしょう。さらに、私そのものだけではなく、私に属しているものへの固執も含まれます。もし、私や私のものが永遠であるなら、苦しみが生まれることはありません。しかし現実は反対で、遅かれ早かれ、私や私のものはすべて消えてなくなります。いずれは消えてなくなるものへの執着は、苦しみを生み出します。

３つ目の執着は、２番目と似ていますが自分の考えや信念です。そして、最後が、習慣、儀礼儀式や宗教的実践への固執です。これらはすべて表面的な誇示でしかなく、そこに真実はありません。

Day6　肉体的感覚から始める

6日目が終わりました。これで、残りは4日間となりました。4日後には、心の汚れをある程度きれいにし、今後の人生に生かすため、ヴィパッサナ瞑想法の技術をつかんでいることでしょう。

古い心の習慣は、苦痛が過ぎ去ることを望み、心地良い感覚を求めます。痛みと喜びのゲームの中にいる限り、心は波立ったままです。しかし、感覚に反応することなく客観的に観察することを学べば、心を純化するプロセスがスタートします。したがって、どのように観察するかを学ばなければなりません。

心とその対象である物質の現象を、内側で観察することを学べば、無知から離れることができ、結果として徐々に反応しなくなるようになれます。反応の習慣は、無知から成り立っています。

心というのは物質と違い、見えないので扱いにくいものです。心の作用は、非常に早く起こります。したがって、訓練しておかなければ、それを捉えることができません。観察することを学べば、より微妙なレベルで、現実が今まで思っていたものとは異なっていることがわかります。

仏陀の教えで独特なのは、肉体的感覚を渇望と嫌悪が始まる重要なポイントとして捉えたことです。そして、渇望と嫌悪は、そこで削除されるとしたことです。感覚を扱うことをしなければ、それは、表面的なものになってしまいます。自分自身の内側にある、すべての感覚を意識し、感覚に対して心を平静に保つことで、反応することを止め、苦しみから遠ざかることができます。

ヴィパッサナ瞑想の技術は、魔法や奇跡によって働くのではありません。それは自然の法則によって働くのです。この自然の法則にしたがって訓練を続けるなら、苦しみから離れることができます。これこそが、実現可能な奇跡なのです。

非常に多くの人々が、仏陀の時代だけでなく後世、そして現在においても、この技術の恩恵を受けています。十分な自信と理解をもって訓練に励んでください。そして、苦しみから離れ、本当の幸せを楽しむために、この機会を最大限に活用してください。

〈瞑想実践コラム②：物質の構成要素〉

仏陀は、体の構造全体が素粒子（Kalpa）でできていると説明しています。現代の物理学はそれを証明していますが、今から約2500年も前に、仏陀はこのことを理解していたのです。そして、それらは4つの要素と、その補助的な役割でなりたっていると述べています。ひとつ目の要素は、土（Earth Element）です。これは固体を表します。2つ目の要素は、液体を表す水（Water Element）です。そして、風（Air Element）が気体を表します。いずれにおいても温度が存在します、それが火（Fire Element）の要素です。自分自身の内側をよく調べれば、これら4つの要素を、より繊細なレベルで理解することができます。

重い、軽いなどの重さに関しては土の要素の分野です。火の要素は寒い、暑いなど、温度に関係しています。風の要素は、静止した状態からの激しい動きなど、動きをつかさどります。水の要素は吸着、くっつくことに関係しています。

粒子は4つのうち、1つまたは2つの要素を多く持って現れます。他の要素は、存在していますが隠れています。感覚は、粒子がどの要素を強くもっているかによって、変わってきます。もし、粒子が火の要素を多くもっているなら、暑さや寒さを感じるでしょう。

これは、すべての感覚がどのようにして身体構造のうちに現れるかを示しています。

もし無知であれば、感覚に評価を与え反応してしまい、新たな苦しみを作ってしまいます。しかし智慧があれば、感覚というのは、ただ単に、1つまたは2つの要素が強く出ている素粒子によって起こっており、それらは非人格的なものであり、現象を変え、そして、去っていくのだと理解することができるでしょう。この智慧により、いかなる感覚が起ころうとも、心のバランスを失うことはありません。

自分自身を観察し続ければ、なぜ素粒子が生まれるのかがはっきりしてきます。それらは心と、その対象となる物質という流れ、生命の流れへ与える入力によって、生み出されます。物質の流れには、物質の入力が必要で、私たちが口にする食べ物と生活環境がそれにあたります。心の流れには、心の入力が求められます。その入力というのが、現在もしくは過去のサンカーラ（Sankhara）です。サンカーラとは、心の反応のことです。好き嫌いの反応をするたびに、私たちはサンカーラを作り、生成の循環の種をまいているのです。

〈瞑想実践コラム③：サンカーラ〉

私たちの心は意識的に、または無意識に様々な反応をしています。その反応がサンカーラです。心の反応がとても軽い印象を作る場合、その反応は、直ちに消え去っていくでしょう。また、比較的大きな印象を作る場合は、反応が消えるまでに少し時間が必要になります。そして、非常に強い印象を作る時、反応が長い間残り、それが消えるまでに多くの年月を要することになります。

ある日の終わりに、その日に作り出したサンカーラ（心の反応）を思い出してみてください。もっとも印象の強い1つか2つのものしか、思い出すことはできないでしょう。同じように、1ヶ月間または1年間で作り出したサンカーラを思い出してみてください。いくつ思い出せるでしょうか。たぶん1つか2つの、最も印象に残っているものだけでしょう。そして人生の終わりに、一生のうちでもっとも強い印象を持ったサンカーラが、心に残ることになります。次の人生では、それが心に引き継がれていきます。このように、私たちは私たちの人生を、現在の私たちの行動によって作っているのです。

〈瞑想実践コラム④：瞑想の技術〉

ヴィパッサナ瞑想の技術には、2つの側面があります。ひとつは、心の意識と無意識の壁を破ることです。通常、意識レベルでは無意識レベルで心が経験したものを知ることはできません。無知によって隠されていますが、反応が無意識レベルで起こり続けています。それらが表面に現れた時、それらは非常に強いので簡単に心を圧倒してしまいます。ヴィパッサナ瞑想により、潜在意識を含む心全体を意識することができ、無知が取り除かれるのです。

2つ目の側面は、心の平静さです。ヴィパッサナ瞑想を始めて間もないころは、体の感覚に対して、すぐに反応してしまっていたでしょう。しかし訓練を続けていくと、痛みがあるにもかかわらず、心の落ち着きを保つことができるようになります。これは心の習慣を変えるのに、非常に強力なものです。そして少しずつ、いかなる感覚に対しても、それは無常で去っていくものだと理解し、平静さを保ち続けることができるようになるでしょう。

〈瞑想実践コラム⑤：瞑想の障害〉

ヴィパッサナ瞑想を続けていく時、そこには大きな障害がいくつかあります。ひとつは、渇望と嫌悪です。ヴィパッサナ瞑想の目的は、これら2つの、基本的な心の汚れを取り除くことです。

それは、瞑想をしている時に現れるかもしれません。そして、それが心を圧倒してしまうと、純化のプロセスは止まってしまいます。渇望は燃えさかる炎のようなものです。それは、あなたを本当の自由とは逆の方向に連れて行こうとします。同様に、痛みに対する嫌悪もあなたを目標から遠ざけます。

別の障害は、怠惰と眠気です。たとえ昨夜ぐっすり眠ったとしても、瞑想を始めると眠気に襲われることがあります。これは、あなたの心の不純さから引き起こされています。眠気が起こってもそれに立ち向かわなければなりません。少し強く呼吸をしたり、立ち上がったり、顔を水で洗ったり、少し歩いたりして再び瞑想に戻るとよいでしょう。

最後に、疑いがあげられます。指導者に対する疑い、ヴィパッサナ瞑想についての疑い、また、それを訓練する自分の能力に対する疑いです。何の疑いもなく、受け入れてしまうことも危険ですが、具体的な理由がない疑いも有益ではありません。疑いの中に身を沈めたままでは1歩も前へ進むことができません。

Day7　究極の現実・ニッバーナ

7日目が終わりました。どのように練習すべきかを理解できるように、残りの3日間を有効に使ってください。

あなたは、自分自身の真実を経験するためにここへやってきました。人間には2つの側面があります。精神と物質、心と体です。両方を、観察しなければなりません。しかし、体に何が起こっているのか、感覚に気づくことなく体験することはできません。同様に、心に起こっている考えから離れて、心を観察することはできません。心と体の真実を深く体験するにつれて、心に起こってくるものはすべて、肉体的感覚を伴っていることが、はっきりしてくるでしょう。

感覚は、心と体の現実を体験するために、最も重要なものです。そして、それは反応が起こる重要な部分でもあります。自分自身の真実を観察し、心の不純さを取り除くために、できるだけ継続して感覚に気づいていること、そして心が落ち着いていることが重要です。

このコースの残りの期間、瞑想中はずっと目を閉じておかなければなりません。また、休憩時間においても、感覚のレベルで気づいていることと、心の平静さを保つように努力しなければなりません。同様に、夜寝る時も目を閉じて、体のいたるところにある感覚に気づいているようにしましょう。もし、この気づきを持ったまま眠れたなら、朝、目覚めるとすぐに自然と感覚に気づいているでしょう。

仏陀は、一瞬も感覚への気づきと心の平静さを忘れることなく、熱心に練習を続ければ、真実の智慧、感覚の完全な理解を得ることができると言っています。さらに続けて、この理解によって、心と物質を超えた段階、苦しみからの解放、究極の現実、ニッバーナ(Nibbana)を経験することができると言っています。

ニッバーナを経験するには、もっとも強いサンカーラを消さなければなりません。幸いヴィパッサナ瞑想をすると、最初に現れるのがこの強いサンカーラなのです。そして、心の平静を保っていると、それは消えてなくなります。すべてのサンカーラを消滅させることができたなら、自然に、ニッバーナを経験することができます。このような経験を経て、すべてのサンカーラが消滅するまで、徐々に高い段階へ進むことができます。

このプロセスを進むため、最初に体全体を通して感覚に意識を向けていく、感覚に気づいていく練習をしなければなりません。感覚に反応しないように、注意深くしていけば、古いサンカーラが消されていくのがわかるでしょう。鈍い、心地よくない感覚に対しても、心の平静さを保つことによって、より微妙で好ましい感覚を経験するようになるでしょう。もし、心の落ち着きを維持し続けるなら、体全体をとおして生成と消滅のみを経験するでしょう。体全体を通して微細な振動のみが残るのです。

これは素晴らしい状態ですが、まだゴールではありません。まだ心の奥底に不純な部分が残っています。さらに、心の平静さを保ちつつ観察を続けていくなら、次々により深いところにあるサンカーラが現れては消えていきます。そして、すべてのサンカーラを根絶させることができたなら、心と物質を超えた世界、ニッバーナに到達するでしょう。すべての人が気づきと平静さを開発することで、確実にこの段階に到達することができます。

Day8　サンカーラ増加と消滅の法則

8日目が終わりました。残りの2日間、ヴィパッサナ瞑想の技術を、今後の生活で生かしていけるように、十分理解しているかどうか確認してみてください。ダンマとは何かを、しっかりと理解してください。

サンカーラには、継続的で増大するプロセスがある一方で、消滅のプロセスがあります。すべてのサンカーラ、すべての心の条件付けは、生成と消滅の自然法則により、永続しません。それらは、必ず消え去ります。しかし、次の瞬間再び現れます。これは、いかにサンカーラが増加していくかを表しています。

もし智慧を養い、客観的に観察することを始めれば、この増大のプロセスは止まり、消滅のプロセスが始まります。サンカーラが発生したとしても、心の平静さを失わなければ、それは力を失い、消えていきます。心の平静さを維持し続ければ、古いサンカーラが現れては消えていくでしょう。多くのサンカーラを消すことができればできるほど、より幸せを感じることができます。もし、すべてのサンカーラを根絶することができれば、真実の自由という、この上ない幸福を達成することができます。

心の古い習慣には、反応すること、そして反応を増大させることがあります。何か嫌なことが起こった時、嫌悪というサンカーラを生み出します。心にサンカーラが生み出されると、心地よくない体の感覚を伴います。そして、次の瞬間反応という古い習慣のため、再び嫌悪を作り出します。このように増大のプロセスが始まります。

もし、感覚に反応せず、その永続しない性質を理解し、笑ってやり過ごすことができれば、新たなサンカーラを生み出さずにすみます。そして、すでに起こったサンカーラは増大することなく消えていきます。次に、心の奥から、同じタイプのサンカーラがやってきます。それでも心が落ち着いていれば、それらは消えていきます。さらに次の瞬間、別のサンカーラが出てきますが、心が平静であればそれらも去っていきます。こうして感覚に反応せず、心を平静に保つことで、消滅のプロセスが始まります。

ヴィパッサナ瞑想は、感覚に対して気づくことと、冷静でいることによって、自分自身の主人になる方法を教えてくれます。もし、今この方法を習得しさえすれば、将来は自動的に明るいものとなります。残りの2日間を有効に使い、今この瞬間に、自分自身の主人になれるように学んでください。

〈瞑想実践コラム⑥：最高の幸せ〉

仏陀は、かつて本当の幸福とは何かと尋ねられ、「最高の幸福とは、人生におけるあらゆる浮き沈みに関わらず、心のバランスを保つことである」と答えました。いかなる状況においても、心が静かで落ち着いているなら、それこそが本当の幸せなのでしょう。

人生において、時々強い行動が求められることもあるでしょう。たとえ丁寧に、笑顔で説明しようとしても、相手が理解せず、厳しい言葉や強い態度が必要になる場合などです。しかし、そのような状況においても、自分自身の心のバランスが保たれているかどうかを、確認しておかなければなりません。そして、そういった強い態度をとるのは、相手に対する愛や慈悲の気持ちからくるものなのかを考えなければなりません。もしそうであるならば、その行動は役に立つものです。そうでなければ、それは誰の助けにもなりません。

ある人が誰かを攻撃している時、攻撃している人と、攻撃を受けている人、両方へ慈悲の気持ちを持っていなければなりません。なぜなら、攻撃している人は、彼が、自分自身をも傷つけていることを理解していないからです。いかなる場合でも、行動を起こす前に心をしっかり確認することが大切です。もし心が汚れているなら、誰も助けることはできません。まずは、自分の心を綺麗にしておかなければなりません。そうすれば、多くの人を助けることができます。これこそ、最高の幸せではないでしょうか。

〈瞑想実践コラム⑦：4種類の人間〉

仏陀は、この世の中には、4種類の人間がいると述べています。闇から闇へ走る人、光から闇へ走る人、闇から光へ走る人、そして光から光へ走る人です。

最初のグループにいる闇から闇へ走る人は、非常に不幸です。最も不運なのは、智慧を持ち合わせていないことです。それゆえ、苦しみに遭遇するたびにさらなる怒り、憎しみ、嫌悪を生み出し、また他人を非難します。これら怒りや憎しみのサンカーラは、さらなる闇へ、さらなる苦しみへと連れていきます。

2番目の光から闇に走る人たちのグループは、たくさんのものを持っています。しかし智慧が無いのです。したがって自己本位になり、その緊張が将来、闇をもたらすということを理解していません。

3番目の闇から光へ走るグループの人たちは、1番目のグループにいる人たちと同じ状況にあります。しかし、智慧を持っており、状況を理解しています。自分自身の苦しみについて責任を持っており、静かに穏やかに、状況を変えるためにできることを行います。自分を害する人たちに対しても、愛と慈悲をもって接します。したがって、将来は光がもたらされることになります。

最後のグループの光から光へ走る人たちは、2番目のグループの人たちと同じ状況にあり、お金、地位、力を持っています。しかし、2番目のグループの人たちと違って、智慧も持ち合わせています。したがって、愛と慈悲を持って、他の人のためになることを行います。光は、今も将来も輝き続けます。

闇か光かを選ぶことはできません。それは、過去の自分自身のサンカーラによって決められるのです。過去を変えることはできません。しかし自分自身の主人になることで、現在をコントロールすることはできます。将来はただ単に、過去に現在を加えたものにすぎないのですから。

Day 9 日常生活での活用法

9日目が終わりました。ここでは、ヴィパッサナ瞑想の技術を、どのように日常生活で利用していくかという話をします。ダンマは生活技術です。したがって、日常生活でどのようにそれを活用していくかが、一番重要なことです。もし、それを日常の生活に役立てることができなければ、このコースに来た意味はありません。

人生で、自分が望んでいないことが起こる、ということは誰にでもあるでしょう。そんな時には、心のバランスを崩してしまいがちです。そして、否定的になってしまいます。否定的なことが心に湧き上がると、苦しみが生まれます。どうすれば否定的にならずに、心をいつも平和で調和の取れた状態に保つことができるのでしょうか。

ある賢者は、心に否定的な考えが起こった時は、注意を他にそらすことによって、対処するように教えています。確かに、それはひとつの有効な手段でしょう。しかし、その方法では意識レベルに平和、調和を作り出すことができますが、その考え自体を根絶することはできません。ただ押さえつけているだけです。

潜在意識において、それは増大し続け、強化されていきます。いずれは、火山が爆発するように心を圧倒することでしょう。この解決法は、部分的で一時的なものであるといわざるを得ません。

ある賢者は本当の解決法を見つけました。それは、その問題から逃げずにそれと向き合うことです。心に起こったあらゆる不純なものを観察するのです。観察することによって、それらを抑圧せず、また自由にさせることもしません。観察を始めると、それらは力を失っていき、やがて去っていってしまいます。それだけではなく、過去の同じタイプの不純なものも、一緒につれて消え去っていくのです。ただ観察するだけで、今出てきている不純なものだけではなく、過去に起こった同類の不純なものも一緒に消滅させることができるのです。

しかし、一般的に、心の不純な部分を観察するのは容易なことではありません。それらはとても強いため、反応することなく、ただ観察することはできないかもしれません。観察しようと試みても、心の中の抽象的な不純物、例えば抽象的な怒り、恐怖、激情などを観察するのは、とても難しいでしょう。逆に意識は、増加していく不純なものの外的刺激に惹きつけられるかもしれません。

それに対して、賢者たちは、心に不純なものが出てきた時はいつでも、肉体レベルで同時に2つのことが起こることを見つけました。呼吸が乱れること、そして生化学的な反応が体の中で起こることです。2つ目の部分は、感覚のことです。そして、実用的な解決法が見つけられました。

抽象的な不純性を観察することは困難ですが、訓練をすれば、不純物の肉体的な表れである、呼吸と感覚を観察することはできるようになります。不純性を肉体レベルで観察することで、いかなる危害を及ぼすことも無く、それが発生し消え去っていくようにすることができます。これにより、不純性から自由になれます。

この技術を習得するには、すこし時間がかかるでしょう。しかし、練習を続けていくうちに、以前は否定的に反応していた外部の刺激に対して、徐々に心のバランスを保つことができるようになるでしょう。たとえ反応してしまったとしても、それは過去と比べ弱いもので、長くは続かないでしょう。

腹が立つような状況にあったとしても、呼吸と感覚からの信号に注意することで、たとえほんの少しであっても、観察を始めることができるでしょう。この少しの観察が、外部の刺激と反応との緩衝材となり、無分別に反応する代わりに心のバランスを保ち、自分にとっても他者にとっても、有益な行動をとることができるようになるでしょう。この観察は、最初は小さなことのようですが、続けていくことで、人生を変えるような大きな変化へとつながっていきます。

〈瞑想実践コラム⑧：見方を変える〉

私たちは、生まれた時から常に外側を見る訓練をしてきています。決して内側を観察することはしていません。したがって、自分自身の問題の深い部分にある原因を探す代わりに、いつも自分自身が不満なため、他人を非難してしまうのです。ひとつの立場からしか物事を見ず、そして、その立場が完全に正しいものだと思い込んでしまっているのです。したがって、自分自身と他者を傷つけるような決定をしてしまいます。真実の全体像を見るために、2つ以上の観点から物事を見るべきです。外側だけでなく、内側も同様に見る、これはヴィパッサナ瞑想の訓練を通して学ぶことのひとつです。

ひとつの立場からのみ物事を見ると、自分の苦しみは、他者によってもたらされているという想像をしてしまいます。したがって、自分のエネルギーすべてを、他者を変えるため、外部環境を変えるために捧げてしまいます。これは、実際には無駄な努力です。

自分自身の内側の現実を観察し始めると、苦しみや不幸は自分に責任があるのだということが、すぐにわかります。例えば、誰かから嫌がらせを受け、悲しい気持ちになります。そして、嫌がらせをした相手を非難します。しかし、嫌がらせをした人は、心を不純にすることで、自分自身をも不幸にしています。嫌がらせを受けた人は、それに反応することで、自分の心を不純にし、同じように不幸を作っています。

このように考えると、たとえ誰かから嫌がらせなどを受けてもそれに反応せず、逆に嫌がらせをした人に対して、彼は自分で自分を不純にし、不幸を呼び寄せているかわいそうな人だと、慈悲の気持ちで見てあげることができるのではないでしょうか。その嫌がらせに反応してしまうことは、その人と同じレベルであることを、自分自身で宣言しているようなものです。

不幸は他の誰でもなく、自分自身で作っているのです。このことを肝に銘じて生活していけば、平和で幸福な日々を送ることができるでしょう。

別の立場から物事を見ることを学べば、他人からの非難や不正などに対して、その人は苦しんでいるのだと考えることができます。この理解により、否定的に反応することが無く、そのかわいそうな人に対して、愛と慈悲の気持ちで対応することができます。その人を助けてあげようという気持ちさえ、湧き上がってくるかもしれません。

〈瞑想実践コラム⑨：心の良い資質〉

心には、良い資質が10個あります。それはパラーミ（Parami）と呼ばれており、最終目標であるエゴをなくすために、達成しなければならないものです。これら10個のパラーミが徐々にエゴを消滅していくのです。ヴィパッサナ瞑想のコースにおいて、この10個のパラーミを達成する機会が得られます。

最初のパラーミは、放棄・断念（Nekkhamma）です。例えば僧侶になることで、世帯主としての生活を捨て、個人の所有物を持たずに生活する場合などが、これに当てはまります。ヴィパッサナ瞑想のコースでは、参加者は、この放棄・断念を実践する機会を得ます。なぜなら、参加者は、他の人の慈善行為によって、このコースを受けることができるからです。食事、宿泊や他の施設など、すべて提供されたものをただ受け入れることで、放棄・断念の心を開発していきます。

次のパラーミは、道徳（Sila）です。このコースにおいては、一般の日常生活と違い、非常に厳しいプログラムと規律のため、道徳的教えを破る機会はほとんどないでしょう。したがって、少なくともこのコースにいる間は、完全にこの道徳を守ることができます。

別のパラーミは、努力（Viriya）です。日常生活においても、日々の生活のために、努力をしています。しかし、ここでいう努力とは、ヴィパッサナ瞑想での気づきと平静さを維持することで、心を純粋にしていく努力のことです。

もうひとつのパラーミは、智慧（Panna）です。日常生活においても、本を読んだり、話を聞いたりして、智慧を養うことができます。しかし、本当の智慧とは、瞑想により自分自身の体験として、得られるものです。直接的な自己観察によって、無常性、苦しみ、そして無我という事実を理解していくことができます。

別のパラーミは、忍耐（Khanti）です。ヴィパッサナ瞑想のようなコースでは、集団で生活をします。その中で、他人によって邪魔をされ、イライラさせられることも起こります。しかし、その邪魔をしている人というのは、自分が何をしているのかわからないか、もしくは心がまだ不純なのだと、すぐに理解できるでしょう。そして、イライラはどこかへ消え、その人への愛と慈悲だけが残ります。こうして、忍耐の心を開発することができます。

別のパラーミは、真実（Sacca）です。道徳を訓練することで、言葉のレベルで真実を維持することができるでしょう。しかし、もっと深い部分において、この真実を訓練していかなければなりません。鈍い外見上の真実から、より微細な真実、そして究極の真実へと進んでいくのです。この瞬間に、今、実際に経験している現実に、いつもとどまっていなければなりません。

また別のパラーミは、強い決心（Adhitthana）です。ヴィパッサナ瞑想のトレーニングを始めた時、最後まですべてのプログラムを完了する、という強い決心をしました。また、沈黙のルールや、様々な規律に従う決意を行います。さらに、ヴィパッサナ瞑想の訓練が始まると、グループ瞑想の時間には、決して目を開けたり、手や足を動かしたりせず、瞑想を続ける強い決断を行います。

別のパラーミは、純粋で私心のない愛（Metta）です。過去には、他の人に対して愛情や好意を感じたことがあるでしょう。しかし、それらは表面的なもので、潜在的な部分では古くからの緊張が続いていたのではないでしょうか。心全体が純化された時、深いレベルで他の人の幸福を願うことができます。これが他の人を助け、同様に自分にも役立つ、本当の愛です。

他のパラーミは、落ち着き（Upekkha）です。ヴィパッサナ瞑想では、雑な、好ましくない感覚や、何にも感じない時だけでなく、微妙な、また、心地良い感覚を感じる時においても、心の調和を保つことを学びます。どのような状況においても、その瞬間の経験は一時的なものであり、消え去っていくのだということを理解します。これにより、超然とした、落ち着いた状態でいることができます。

最後のパラーミは、慈善、寄付（Dana）です。自分で稼いだお金に執着が生まれた時、エゴが出てきます。したがって、稼いだお金の何パーセントかは他の人のために寄付するなど、与えなければなりません。これにより、エゴが生まれるのを抑えることができます。

このヴィパッサナ瞑想のコースは、パラーミを育てる素晴らしい機会になります。これら、すべての良い資質を身につけることができたなら、最終ゴールへと到達することができるでしょう。自分自身のためだけでなく、他の人たちのためにもそれらを養う訓練を少しずつ続けましょう。

Day10　10日間のまとめ

10日目が終わりました。この10日間で学んだことの復習をしましょう。ヴィパッサナ瞑想の内容は、苦しみから幸福へ、無知から智慧へ、そして束縛から自由へです。すべての教えが普遍的なものです。悟りへの道を発見したのは仏陀でした。そして、彼が見つけたその方法のことをダンマ（Dhamma）と呼びます。ダンマは、ヴィパッサナ瞑想そのものといってよいでしょう。

最初に5つの戒めについて学びました。これを実践することにより、ヴィパッサナ瞑想の基礎となる、シーラ、道徳性の訓練をしたのです。シーラは普遍的なものであり、どの宗派にも属さないものです。他者の平和と調和を乱すような、肉体的な、また、言葉による、あらゆる行いを慎むことを学びました。これらの戒めを破ったなら、自分自身の平和と調和を壊し、心に大きな不純物を作ることになるでしょう。

ヴィパッサナ瞑想で、心を純化することにより、私たちは静かで平和になります。心をイライラさせたり、汚したりするような行いをしていては、心を純化することはできません。

ヴィパッサナ瞑想のコースでは、イライラした心がさらにそれをイライラさせるような不健全な行いをする、といった悪の循環を断ち切る機会を与えてくれます。そこには厳格なプログラム、厳しい規律、沈黙の誓い、そして協力的な雰囲気があり、5つの戒めを破ることが難しくなっています。したがって、10日間はシーラを実践し、これを基礎としてサマディを開発し、さらに、それが洞察力の基盤となり、心の奥深くに到達し、心を純化することができます。

次に、仏陀、および10日間のコースの指導者を信頼し、身をゆだねる決意をします。疑いなどを持っていては、コースを適切に学ぶことはできません。しかし、これは盲目的に信じることを意味しているのではありません。もし何か疑問点などがあれば、それが明確になるまで何度でも指導者と話すことが奨励されています。

また、コースの規律とスケジュールに身をゆだねることも求められます。このコースは、過去、何千もの参加者の経験をベースに作られており、10日間を、最も有効に使えるようにプログラムされています。このコース期間中は、過去に学んだあらゆる技術をいったんは捨て、ヴィパッサナ瞑想のみを適切に訓練することで、利益を得ることができ、またその価値を評価することができます。

それから、心の統御、集中力であるサマディを開発するために、アナパナ瞑想の訓練を始めました。余計な言葉や形を付け加えることなく、自然な呼吸をただ観察することを学びました。言葉や形は、ある人には受け入れられても、別のある人には受け入れられないかもしれません。しかし、呼吸はすべての人にとって共通のものであり、誰にでも受け入れられるものです。

呼吸をただ観察することに関して、非常に重要なことがあります。それは、ヴィパッサナ瞑想は、自分自身の真実、心と体の実際の仕組みの探求であるということです。それは、真実の調査です。座って目を閉じ、そこには音もありません。外部から邪魔するものもありません。体の動きもありません。その瞬間において、自己の内でもっとも目立った活動が呼吸なのです。したがって、この現実である自然な呼吸、空気が鼻孔から入って出て行くのを観察することによってスタートします。

もし、自然な呼吸を感じることができなければ、少し強い呼吸をしてみるのも良いでしょう。そして自然な呼吸へ戻っていきます。明白な真実からはじめ、より深い方へ、繊細な真実、究極の真実の方向へ進んでいきます。プロセス全体を通して、すべてのステップで、最も鈍いものから、最も繊細なものへと、実際に経験する現実があります。

自然な呼吸を観察することによって心を集中し、智慧を開発するために、ヴィパッサナ瞑想を始めます。頭から足へ、表面から内側へと、体の自然な感覚を観察し始めます。外側、内側と、体のあらゆる部分の感覚を感じることを学びます。

明白な現実を分解し、究極の真実に到達するために、何も予想せずに、そのままの現実を観察する、これがヴィパッサナ瞑想です。明白な現実を分解する目的は、「私」という幻想から抜け出すためです。この幻想は、すべての渇望や嫌悪の根っこにあり、大きな苦しみをもたらします。それは幻想であると認めることができたとしても、それだけでは、苦しみを終わらせるのに十分ではありません。宗教や哲学上の信念に関わらず、自己中心の習慣が続く限り、苦しみが消えることはありません。この習慣を壊すためには、自己のコントロールを超えたところで、常に変化し続けている心と体の現象における、その実体の無い本質を、直接的に経験しなければなりません。この経験だけで自己中心癖を解消し、渇望や嫌悪から離れ、苦しみから抜け出す道へと進むことができるのです。

したがって、この技術は、「私」「私のもの」といった現象の真実の姿を、直接的な経験によって調査するものなのです。この現象には、2つの側面があります。それは、体と心です。瞑想する時は、体の現実を観察することから始めます。この現実を、直接的に経験することで、体全体の感覚に気づかなければなりません。体の観察は、必然的に感覚の観察を含んでいます。同様に、心に起こったものから離れて、心の現実を経験することはできません。したがって、心の観察は必然的に、心の中身の観察を含むことになります。

これは、個人の考えを観察することを、意味しているのではありません。渇望、嫌悪、無知、そして動揺はあるのか無いのか、この瞬間における心の本質を、ただ意識すべきなのです。仏陀は、心に起こったものはなんであれ、肉体的な感覚を伴うということを発見しました。それ故、「私」という現象の心的側面を探索しようと、肉体的側面を探索しようと、感覚に気づいていることが不可欠なのです。

この発見は、仏陀のたぐいまれな貢献であり、彼の教えの主要なものです。彼以前のインドにおいて、また同時期の人の中でもシーラやサマディを教えた人は多くいました。パンニャもまた存在していました。心の不純物は、苦しみの源であること、渇望と嫌悪は、心を純粋にするため、本当の自由を獲得するためには、消滅させなければならないことは、一般的に受け入れられていました。仏陀は、単にその方法を見つけただけなのです。

欠けていたのは、感覚の重要性に対する理解でした。その当時、反応は視覚や聴覚など感覚能力の外的物体に対するものだと考えられていました。しかし、内側の真実への観察が、物と反応との間に欠けている部分があることを見出しました。それが、感覚です。

対応する感覚能力とともに、物体への接触が、感覚を生み出します。そこで、感覚が気持ちよく、もしくは不愉快になるとともに、肯定的な、または、否定的な評価がなされ、渇望もしくは嫌悪の反応が起こります。このプロセスは非常に速く起こるので、その表面的意識は、反応が何度も繰り返された後、そして心を圧倒するのに十分に強い危険性を持った後にのみ、明らかになります。これらの反応に対応するために、それらがスタートした地点で、それらに気づかなければなりません。それらの反応は、感覚で始まるので、感覚に気づかなければならないのです。

仏陀以前には知られていなかったこの発見は、仏陀を悟りへと導きました。そして、彼がいつも感覚の重要性を強調する理由がここにあります。感覚は、渇望と嫌悪の反応へとつながります。しかしまた、感覚は反応することを止め、苦しみから脱するのに必要な智慧へとつながるのです。

ヴィパッサナ瞑想では、言葉や形に集中しようが、体の動きや、心に浮かぶ考えのみに注意を払おうが、感覚の気づきを邪魔するようなことは、すべて害になります。感覚に気づくことができなければ、本当の自由を獲得することはできません。

仏陀によって説明されているヴィパッサナ瞑想の技術には、いくつかの通過しなければならないポイントがあります。ひとつは、生まれ、そして消えていく、ということを別々に経験することです。この段階では、体の中の鈍い感覚、痛みなどという形で、全体的な現実に気づきます。

さらに進んでいくと、生成と消滅を同時に経験します。鈍い、統合された感覚は、すごい速さで現れ消えていく、微細な振動に分解され、心と体の構造の堅さが消滅していきます。この段階で、心と体の究極の真実を経験します。

いずれの場合でも、心の平静さは必要不可欠なものです。サンカーラは、肉体的感覚から生み出されます。感覚に対して平静さを保つことによって、新たなサンカーラの出現を止め、さらに、過去のものを消し去ることができます。したがって、心が落ち着いた状態で感覚を観察することによって、苦しみから本当の自由という、最終目標へ徐々に進んでいくことができます。

真剣に訓練をしてください。ゲーム感覚で瞑想をしてはいけません。試しに、いくつかの他の瞑想技術を実践することがあるかもしれません。しかし、試すことだけで、人生のすべての時間を費やしてはいけません。一度良い方法を見つけたなら、それに一生懸命取り組みなさい。そうすれば、最終目標へ到達することができるでしょう。

Day 11 コース終了後のために

日々訓練を続け、とうとう最終日となりました。10日間の訓練を完了し、あなたはあなた自身の主人です。家に帰った後、ここで学んだことを静かに振り返ってみてください。ここで学んだダンマを受け入れるには、知的レベルや感情的レベルではなく、それを適用し、生活の一部とすることによる実践的なレベルでなければなりません。ダンマの実際の練習のみが、日常生活で目に見えるかたちでの利益をもたらしてくれます。

10日間では、ヴィパッサナ瞑想の大まかな輪郭をつかむことができただけです。そんなに早く完璧になることは期待できません。しかし、この短期間の経験を過小評価すべきではありません。最初のステップを歩みはじめたのです。旅は長く続きますが、それは非常に大きな一歩なのです。

ダンマの種がまかれ、芽が出始めました。これを大切に育てていかなければなりません。ヴィパッサナ瞑想に対する批判から、守らなければなりません。朝に1時間、そして夕方に1時間の瞑想を続けてください。この規則正しい毎日の練習が重要です。1日に2時間の練習は、最初厳しいように感じますが、今まで無駄にしていた多くの時間を蓄えることができるということに、すぐ気づきます。

最初に、睡眠時間が少なくてすむようになります。次に、仕事をする能力が高まるので、早く仕事を済ませることができるようになります。何か問題が起こったとしても、心が平静であれば、すぐに正しい解決策を見つけることができます。朝、瞑想をすることで、動揺することなく、1日を通してエネルギーがみなぎった状態で過ごすことができるでしょう。

毎日寝る前に5分間、体のどこかに感覚を感じるようにしてください。次の朝、目を覚ましてからすぐに、再び5分間、感覚を観察してください。これら5分間ずつの瞑想は、すごく有益であることがわかります。

もしあなたが住んでいるところに、ヴィパッサナ瞑想をやる人がいるなら、1週間に1度、一緒に1時間の瞑想をしてください。そして、1年に1度、10日間の集中トレーニングを受けてください。日々の瞑想は、ここで習得したことを維持するのに有効です。10日間のコースを再度受けることは、さらに深いレベルへ進むために必要なのです。

毎日2時間の瞑想と、年1回の10日間の集中トレーニングは、最低限必要なことです。もしさらに自由時間があるなら、瞑想のために使ってください。自分自身で、1週間、数日、もしくは1日の短い集中トレーニングをしてもよいでしょう。そのようなコースでは、最初、3分の1の時間をアナパナ瞑想に、そして残りの3分の2の時間を、ヴィパッサナ瞑想に使ってください。

日々の瞑想の訓練においては、ほとんどの時間をヴィパッサナ瞑想に使ってください。そして、心が乱れた時や鈍い時、感覚を感じることや落ち着きを維持するのが難しい時にのみ、アナパナ瞑想を必要なだけ行うようにしてください。

ヴィパッサナ瞑想をしている時、心地良い感覚の時には喜び、心地よくない感覚の時には落胆するといった、感覚のゲームをしないように注意してください。あらゆる感覚を、客観的に観察してください。意識を体のいたるところに向け、ひとつの部分に長時間とどまらず、順番に動かし続けてください。ひとつの部分に最大2分間で十分とし、時によっては5分間までとし、決してそれ以上とどまってはいけません。

体のあらゆる部分での感覚への気づきを維持するために、意識を動かし続けてください。訓練が無意識にでき始めたなら、意識を動かす方法を変えてください。あらゆる状況で、気づきと平静さを維持してください。そうすれば、ヴィパッサナの素晴らしい効果を経験することができるでしょう。

目を閉じて座っている時だけでなく、活動している時も同様に、この方法を使わなければなりません。仕事をしている時、すべての注意が仕事に向かっているべきです。その時は、それを瞑想だと考えてください。空き時間がある時は、たとえそれが5分や10分であっても、感覚への気づきにそれを使ってください。すると、仕事を再度始める時、すっきりした気分になっているでしょう。公共の場所での瞑想では、目を開けたままで、周囲の人に注意を払いましょう。ダンマの練習を見せびらかしてはいけません。

ヴィパッサナ瞑想を適切に実践できれば、必ず人生が良い方向に向かっていきます。他の人々との付き合い方や態度、日々の状況における行為を確認することによって、ヴィパッサナ瞑想の進歩の度合いを知るようにしましょう。他の人を傷つけるかわりに、助けることをはじめたたか。好ましくない状況が起こったとしても、落ち着いていることができたか。否定的な気持ちが浮かんだ時、どれだけ早くそれに気づくことができたか。どれだけ早く、その否定性を伴って現れた感覚に気づくことができたか。どれだけ早く、その感覚を観察し始めたか。どれだけ早く、心の落ち着きを取り戻し、愛と慈悲の気持ちを生み出し始めたか。このように、自分自身を調査し、この方向で進歩し続けてください。

何を得たとしても、それを保持するだけでなく成長させてください。ダンマを人生に生かし続けてください。ヴィパッサナ瞑想の技術から得られるメリットを楽しみ、自分自身と他の人たちのためになる、幸せで、平和で、調和のとれた人生を歩んでください。

おわりに

この本のほとんどをインドのリシケシで書きました。リシケシはヨガのふるさと、またはヨガの聖地と呼ばれているところです。そこには、たくさんのヨガのアシュラムがあります。リシケシは、ヒマラヤからの神聖なエネルギーが、ガンジス川の流れに沿って集まってくる場所です。非常に心地良いところで、自然に多くの人たちがやってきます。長期間滞在する人も多いようです。

リシケシの、この本を書いた場所は、ラクシュマンジュラという地域で、リシケシの中でも特にエネルギーの流れが良いところのように思います。そのラクシュマンジュラにある2つのカフェレストランで、ガンジス川を眺めながら、またヒマラヤからの良い気の流れを感じながら書きました。おかげで、疲れることはほとんどありませんでしたし、良いアイデアも浮かんだのではないかと思います。皆様に少しでもヒマラヤからの心地良いエネルギーを感じていただければ幸いです。

本書で紹介したヴィッパサナ瞑想は、ほんとうに人生を変える、すごいパワーをもった瞑想法です。悟ることができる、お釈迦様の瞑想法ということからも、そのすごさがわかっていただけるでしょう。

実際に、この瞑想法で効果を得ようと思えば、やはり10日間100時間の瞑想訓練を受けなければなりません。しかし、会社勤めをしているかたなど、一般の私たちには、それだけの時間がなかなか取れません。

そこで、最後にヴィパッサナ瞑想の考えを基本として、人生をよりよい方向へ変える3つの提案をさせていただきます。ひとつ目は日常生活の中で、このヴィパッサナのエッセンスを取り入れていくことです。そうすれば、無理なく実践することができ、効果も期待できます。

ヴィパッサナ瞑想のエッセンスは、感覚を観察することです。これは、別の言い方をすれば、「今を生きる」ということです。したがって、日々の生活の中で今という時間を大切にするのです。具体的には、食事をしている時には食事に集中する。歩いている時には、歩いていることに集中する。仕事をしている時には、仕事に集中するのです。これなら、皆さんにも簡単にできるのではないでしょうか。ぜひ、「今を生きる」を実践してみてください。

2つ目は自分で瞑想を行う、ということです。本書で紹介した、ヴィパッサナ瞑想のやり方でもいいですし、他の瞑想法でも良いと思います。最も大切なのは、毎日それを続けるということです。

瞑想の効果はいろんな研究で、すでに証明されています。例えば、肉体的には心拍数や血圧が下がるので、高血圧や心臓病に良いとされています。さらに、免疫システムを刺激するので、慢性痛に効果があったり、病気になりにくくなったりします。

心の面では、精神的なパワーが強くなり、不安や恐れなどをあまり感じなくなったり、ストレスが軽くなったり、結果として、不眠症やうつ病、なんらかの依存症に効果が期待できます。なにより、瞑想は簡単にでき、自分でやれば一切お金もかからず、薬のような副作用もありません。

瞑想の簡単な方法としては、雑念を消し、とにかく集中するということです。本書では、呼吸による鼻の感覚を意識するアナパナ瞑想を紹介しましたが、初心者でも始めやすいのでお勧めいたします。その他、呼吸を数えたり、絵や写真に集中したり、ロウソクの炎を見つめ続けたりなど、いろんなやり方があります。自分でひとつ決めて、毎日、実践してみてください。続ければ続けるほどやりやすくなり、効果もさらにアップしていきます。

最後に、ヨガを実践されることをお勧めします。ポーズ中心のエクササイズ的なものではなく、本来のヨガです。ヨガの良さは、瞑想だけでなく、アーサナと呼ばれるいろんなポーズや、プラナヤマと呼ばれる呼吸法など、誰もが比較的簡単にできるテクニックがあります。したがって、瞑想だけをやるよりもさらに簡単に始めやすく、長く楽しめます。

アーサナ（ポーズ）、プラナヤマ（呼吸法）、メディテーション（瞑想）、さらにヤマ、ニヤマと呼ばれるヨガの思想的な部分、日常生活に関することなども含めて、トータルにヨガを実践していくことで、私たちの肉体面、精神面、健康、幸せに素晴らしい効果があります。

〈人生を変える3つの方法〉

1．今を生きる！

2．瞑想を、日々続ける！

3．本来のヨガで、〝こころ〟と〝からだ〟を純粋にする！

以上、ヴィパッサナ瞑想に加えて、人生を変える3つの方法を紹介しました。できれば3つとも平行して行っていただくのが望ましいです。難しいようでしたら、そのうちのひとつでも結構です。ぜひ実践してみてください。繰り返しになりますが、続けることが非常に大切です。ひとつに決め、それを黙々とやる。すると自ずと結果が出ますし、自然に人生が良い方向へ変わっていきます。あとは、あなた自身が決めるだけです。すべてがあなた自身の中に、すでにあります。

インドでは、一度は消えてしまったヴィパッサナ瞑想が、2500年の時を経て、いま蘇りました。これは偶然なのでしょうか。ヨガが今では世界中で受け入れられているように、ヴィパッサナ瞑想も今の時代に必要だからこそ浮上してきたのでしょう。仏陀はこのことを、2500年前にすでに知っていたのかもしれません。

皆様が、本当の自由の道へと歩まれるのを、心よりお祈りいたします。

◎ 著者プロフィール ◎

Upkar（ウプカル）

立命館大学理工学部卒業
University of Oregon（オレゴン大学）経営学修士課程（ＭＢＡ）修了
協和発酵工業（株）、ＧＥ横河メディカルシステムズ（株）などを経て独立。
「超美人ヨガ（Ananda Yoga）」代表

ヨガの聖地、インド・リシケシにて、ハタ、アイアンガー、アシュタンガ、シバナンダなど様々なヨガを学ぶ。瞑想トレーニングにより意識の重要性を再認識し、体、呼吸、意識を動かし“こころ”と“からだ”を奥から純粋にする「超美人ヨガ（Ananda Yoga）」を立ち上げる。アナンダ（喜びの）ヨガを実践する。

「ヨガインストラクターを目指す方、人生を良い方向へ変えたい方などを対象としたインストラクター養成プログラム」「レギュラーヨガクラス」への問い合わせ、講演や研修セミナーの依頼は下記へ。
E-mail：info@yoga-bijin.jp
Web：http://yoga-bijin.jp/
Tel：0467-73-7028

沈黙《ちんもく》の科学《かがく》

10日間《とおかかん》で人生《じんせい》が変《か》わるヴィパッサナ瞑想法《めいそうほう》

ウプカル

明窓出版

平成二一年九月十日初刷発行
発行者―― 増本　利博
発行所―― 明窓出版株式会社
〒一六四―〇〇一二
東京都中野区本町六―二七―一三
電話　（〇三）三三八〇―八三〇三
ＦＡＸ（〇三）三三八〇―六四二四
振替　〇〇一六〇―一―一九二七六六
印刷所―― 日本ハイコム株式会社

ISBN978-4-89634-257-4
ホームページ http://meisou.com

高次元の国　日本　　　　飽本一裕

高次元の祖先たちは、すべての悩みを解決でき、健康と本当の幸せまで手に入れられる『高次を拓く七つの鍵』を遺してくれました。過去と未来、先祖と子孫をつなぎ、自己と宇宙を拓くため、自分探しの旅に出発します。

読書のすすめ（http://dokusume.com）書評より抜粋
「ほんと、この本すごいです。私たちの住むこの日本は元々高次元の国だったんですね。もうこの本を読んだらそれを否定する理由が見つかりません。その高次元の国を今まで先祖が引き続いてくれていました。今その日を私たちが消してしまおうとしています。あ゛ーなんともったいないことなのでしょうか！いやいや、大丈夫です。この本に高次を開く七つの鍵をこっそりとこの本の読者だけに教えてくれています。あと、この本には時間をゆっーくり流すコツというのがあって、これがまた目からウロコがバリバリ落ちるいいお話です。ぜしぜしご一読を！！！」

知られざる長生きの秘訣／Ｓさんの喩え話／人類の真の現状／最高次元の存在／至高の愛とは／創造神の秘密の居場所／地球のための新しい投資システム／神さまとの対話／世界を導ける日本人／自分という器／こころの運転技術～人生の土台